PROBLEME DER HAUT- UND MUSKELDURCHBLUTUNG

BAD OEYNHAUSENER GESPRÄCHE VI
29. UND 30. OKTOBER 1962

MIT BEITRÄGEN VON

K. D. BOCK · H. BRETTSCHNEIDER · K. GOLENHOFEN · F. HAMMERSEN
H. HENSEL · H. HESS · G. HILDEBRANDT · E. HORSTMANN · L. ILLIG
H. RUSKA · L. SCHLICHT

ZUSAMMENGESTELLT VON

L. DELIUS UND **E. WITZLEB**
BAD OEYNHAUSEN · BAD OEYNHAUSEN

MIT 71 ABBILDUNGEN

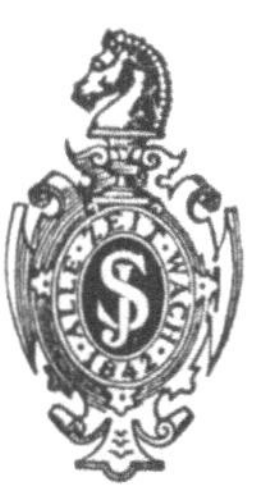

SPRINGER-VERLAG
BERLIN · GÖTTINGEN · HEIDELBERG
1964

ISBN-13: 978-3-540-03093-5   e-ISBN-13: 978-3-642-99879-9
DOI: 10.1007/978-3-642-99879-9

Vorwort

Die Durchblutung der Haut und ihr Wechselspiel mit der Muskulatur sind Funktionsbereiche, an deren Erforschung zahlreiche Spezialdisziplinen partizipieren. Auch die praktische Bedeutung der Haut- und Muskeldurchblutung geht mehrere Zweige der ärztlichen Tätigkeit an. Bei dem Leitmotiv der Bad Oeynhausener Gespräche, Begegnungen und Querverbindungen zwischen den Vertretern verschiedener Fachgebiete zu ermitteln, bot sich das Thema schon aus solchen allgemeinen Gründen an.

Darüber hinaus wurde die Wahl des Stoffes aus direkten Beziehungen der Institutsarbeit zur Thematik bestimmt, die sich aus gemeinsamer Tätigkeit der Physiologischen und Klinischen Abteilung des Gollwitzer-Meier Institutes durch die Beschäftigung mit Fragen des Tonus der Hautgefäße und der funktionellen Gefäßstörungen ergaben. Diese Untersuchungen entsprechen insoweit auch einer Tradition des Hauses, als Frau Professor GOLLWITZER-MEIER, angeregt vom genius loci, sich wiederholt mit der peripheren Durchblutung und deren Beeinflussung durch balneologische Maßnahmen befaßt hat. Seit damals ist das Problem einer Integration der peripheren Durchblutungsregulation mit zentral-nervösen Steuerungsvorgängen stärker in das Blickfeld gerückt. Jüngere Forschungsergebnisse bestätigen die Aktualität dieser Suche nach den Bestimmungsfaktoren der peripheren Durchblutung. Deutungsversuche von Fehlleistungen der Tonusregulation in der peripheren Strombahn in Verbindung mit den Vorstellungen einer angiodystonischen Diathese zeigten aber um so deutlicher, wie weit das Feld ist, auf dem wir uns dabei bewegen.

Unter diesen Bedingungen fiel es nicht schwer, ein von den morphologischen Grundlagen bis zu ihrer Auswertung in der Klinik reichendes Programm für das 6. Bad Oeynhausener Gespräch zusammenzustellen. Ohne die freundliche Hilfe von Herrn STAUBESAND, Freiburg Brsg., wäre jedoch die spezielle Gestaltung der Vortragsfolge kaum gelungen. Wir danken ihm für seine Unterstützung sowie den einzelnen Referenten für die Bereitwilligkeit, mit der sie ihre Befunde und Erfahrungen dargestellt haben. Erneut bewährte sich während des Gespräches das Prinzip, der Abgrenzung und Entwicklung der jeweiligen Probleme keinen allzu engen Rahmen zu geben. Gerade aus den Mitteilungen persönlicher Beobachtungen und Auffassungen entzündete sich wiederum eine freie und lebhafte Diskussion. Wie bisher sind wir aber dabei geblieben, nur die Referate selbst zu publizieren.

DELIUS · WITZLEB

Inhaltsverzeichnis

Anschriftenverzeichnis

Dr. K. D. Bock	Essen, Medizinische Klinik der Städt. Krankenanstalten
Prof. Dr. H. Brettschneider	Münster, Anatomisches Institut der Universität
Priv.-Doz. Dr. K. Golenhofen	Marburg, Physiologisches Institut der Universität
Dr. F. Hammersen	Freiburg, Anatomisches Institut der Universität
Prof. Dr. H. Hensel	Marburg, Physiologisches Institut der Universität
Priv.-Doz. Dr. H. Hess	München, Medizinische Poliklinik der Universität
Priv.-Doz. Dr. G. Hildebrandt	Marburg, Physiologisches Institut der Universität
Prof. Dr. Dr. E. Horstmann	Hamburg, Anatomisches Institut der Universität
Priv.-Doz. Dr. L. Illig	Freiburg, Universitäts-Hautklinik
Prof. Dr. H. Ruska	Düsseldorf, Institut für Biophysik und Elektronenmikroskopie der Medizinischen Akademie
Priv.-Doz. Dr. L. Schlicht	München, Chirurgische Universitätsklinik

Aus dem Anatomischen Institut der Universität Hamburg
(Direktor: Prof. Dr. Dr. E. Horstmann)

Das Muster der Blutgefäße

Von

E. Horstmann

Mit 12 Abbildungen

Die Haut dient dem Schutz gegen mechanische Insulte, gegen Veränderungen des Äquilibrium der Säfte, gegen den Ansturm parasitärer Mikroorganismen und gegen Temperaturschwankungen. Sie birgt ungezählte Sinnesorgane zur Orientierung in der Umwelt und zur Warnung vor Schäden. Sie spielt aber auch eine

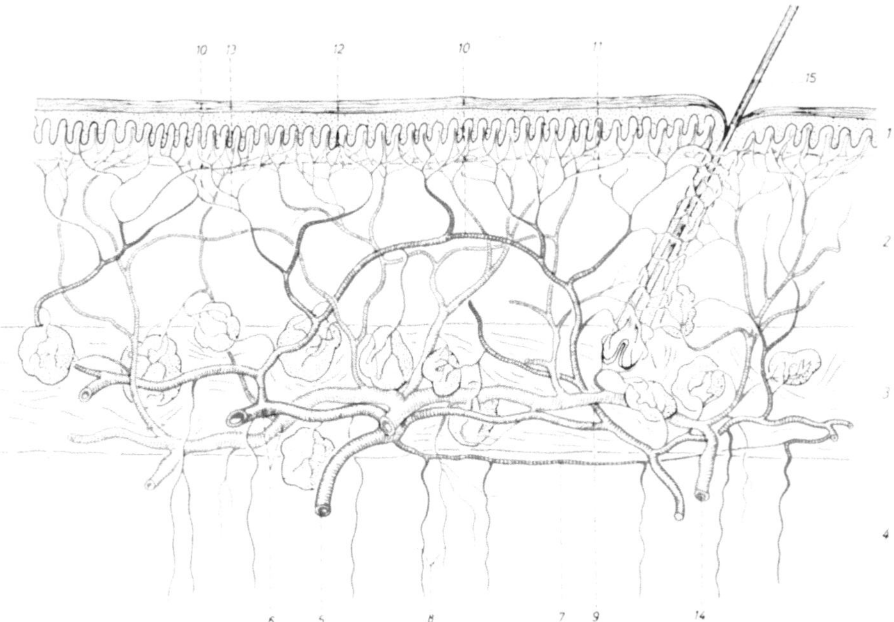

Abb. 1. Schema der Arterien- und Venenverteilung. *1* Epidermis und Papillarkorper. *2* Cutis, *3* Gefäßdrüsenschicht mit Schweißdrüsenknäueln. *4* Subcutis. *5* Aus der Subcutis aufsteigende Arterie. *6* Große Arterie und Vene des cutanen Netzes. *7* Dünnes Horizontalgefäß des cutanen Arteriennetzes. *8* Gefäße für die Fettläppchen der Cutis. *9* Aufsteigende Kandelaberarterie. *10* Verbindungsbögen zwischen den Kandelaberarterien, deren Endäste (*11*) mit Capillaren besetzt sind. *12* Venöses Hauptnetz („1. und 2. Venennetz" nach Spalteholz). *13* „3. Venennetz". *14* Abfluß zu den subcutanen Venen. *15* Haar mit Wurzel und deren Gefäßversorgung (nach Petersen verändert)

bedeutende Rolle als Organ der „zur Schau-Stellung" dessen, was in unserem Körper vorgeht. Wir wechseln die Farbe mit der Stimmung und verraten damit Scham oder Zorn, aber auch Laster und Leiden. Bei allen diesen Funktionen spielt die *Durchblutung der Haut* nicht nur die indirekte Rolle der Ernährung, sondern sie hilft selbst direkt und aktiv mit, den Funktionen gerecht zu werden. Ich erinnere an den kräftigen Turgor wohldurchbluteter Haut, an die vielfachen Gefäßregulationen bei Temperaturschwankungen, an die Röte der Verlegenheit.

Das morphologische Substrat der Durchblutung, das *Gefäßsystem der Haut*, ist in verschiedenen Schichten übereinander gestaffelt, aber die Staffelung unterliegt erheblichen regionalen Unterschieden. Auch das hier wiedergegebene

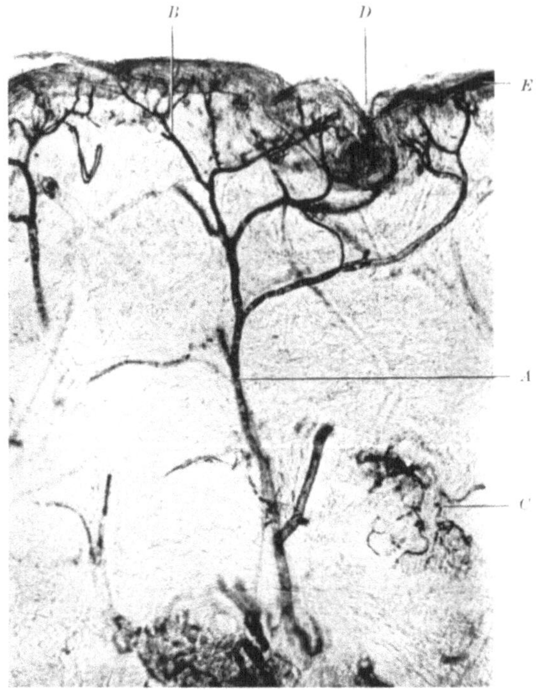

Abb. 2. Kandelaberarterie. Dicker Rasiermesserschnitt durch die Haut des Unterarms. *A* Kandelaberarterie, *B* Endast mit Capillaren. *C* Schweißdrüsen. *D* Furche. *E* Epidermis. Carmingelatine. (Aus Petersen 1935.) Vergr. 45 fach

Schema der Gefäßverteilung (Abb. 1), das sich an die Darstellung von Spalteholz (1893) und Petersen (1935) anlehnt und auf eigene Beobachtungen stützt, ist nicht für die gesamte Körperoberfläche verbindlich.

Die aus der Tiefe in die Haut aufsteigenden Arterien sind zum größten Teil Äste von Muskelarterien. In ihrem Verlauf verzweigen sie sich und bilden ein Netzwerk, das *cutane arterielle* Netz, in welchem zwei Arten von Maschen gefunden werden: dickere, bogenförmig verlaufende Gefäße, von denen auch die zur Oberfläche ziehenden Äste abgehen, und dünnere „Horizontalarterien", deren Äste zurück in die Subcutis laufen, wo sie Schweißdrüsen und Fettläppchen versorgen. Das cutane Arteriennetz liegt in der Gefäßdrüsenschicht, einer breiten Grenzzone zwischen Cutis und Subcutis, die neben Schweißdrüsen auch das *cutane Venennetz* und die Wurzeln der kräftigen Terminalhaare enthält.

Die dicken, zur Epidermis aufsteigenden Äste des cutanen Arteriennetzes, werden wegen der Art ihrer Verzweigung als „*Kandelaberarterien*" bezeichnet

(Abb. 2). Die Kandelaberarterien sind untereinander wieder durch bogige Anastomosen verbunden. Die Verbindung der stärkeren Äste liegen tiefer als die der schwächeren. SPALTEHOLZ hat hier zwei übereinanderliegende Anastomosennetze unterschieden, von denen das obere, das *subpapilläre Netz* viel engermaschig als das der tieferen Anastomosen ist (Abb. 3 u. 4).

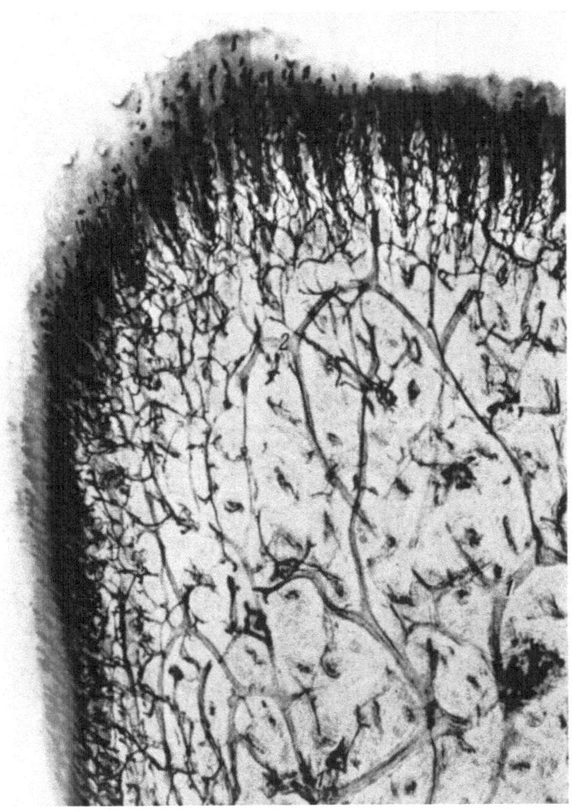

Abb. 3. Seitlicher Rand einer Fingerkuppe, 18jähriger Mann, Schrägschnitt. *1.1* cutanes Hauptnetz, von dem Kandelaberarterien in Arkaden zu höheren Schichten aufsteigen. *2. Subpapilläres Netz*, aus dem die Endarterien entspringen. Die Arterien erscheinen als schwarze Linien, die Venen sind breiter und grau. Methode: Reaktion auf alkalische Phosphatase nach GOMORI. Vergr. 18fach

Von dem subpapillären Netz ziehen feine Arterien, die sich mehr oder weniger hirschgeweihartig verzweigen, zu den Bindegewebspapillen und gehen hier in die Capillaren über (Abb. 5). Die Capillaren der Haut oder besser des Papillarkörpers sind oft Schlingen oder "Loopings", d. h., die aufsteigende arterielle Strecke und der absteigende venöse Schenkel liegen mehr oder weniger dicht beieinander (vgl. SPALTEHOLZ 1893, Fig. 1 und 2). Die dickeren venösen Schenkel werden von kurzen Venen dem *subpapillären Venennetz* angeschlossen, das auch als „*venöses Hauptnetz*" bezeichnet wird (Abb. 1). Blutfüllung und Sauerstoffsättigung des venösen Hauptnetzes bestimmen die Farbe der Haut. SPALTEHOLZ beschreibt auch hier zwei übereinanderliegende Netze und als 3. Venennetz den Venenplexus, der die Cutis durchzieht. Dieser *mittlere Plexus* gibt über vertikal ziehende

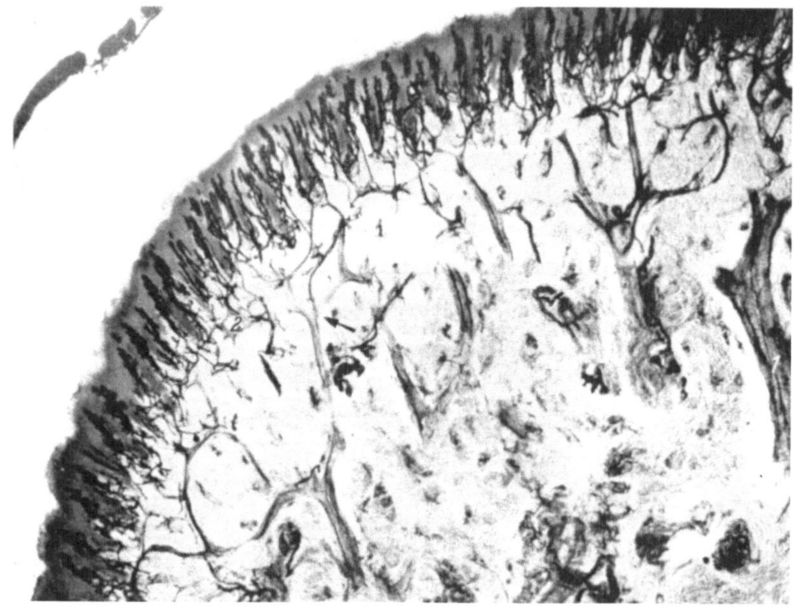

Abb. 4. Material und Methode wie Abb. 3. Bei ↑ Übergang einer Kandelaberarterie in den subpapillären Plexus.
1 Vene des cutanen Hauptnetzes. *2* Masche des subpapillaren Venennetzes. Im dunkleren Saum der Epidermis
stehen lange Capillarschlingen. Vergr. 18fach

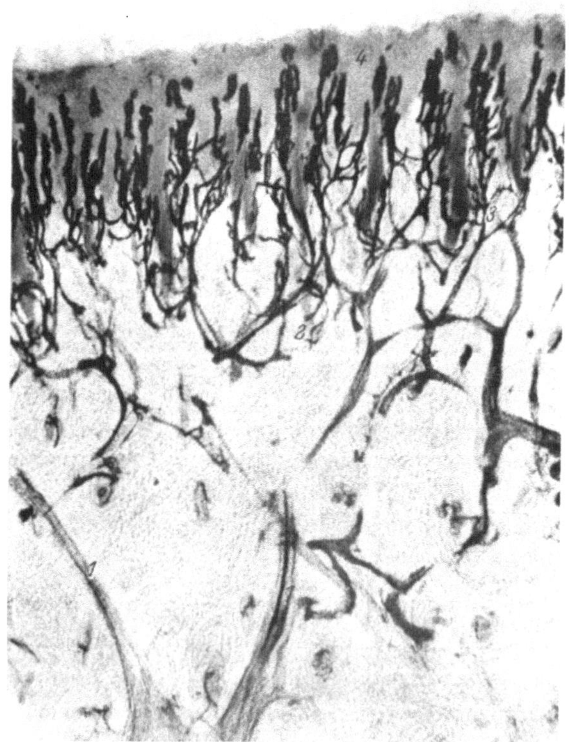

Abb. 5. Material und Methode wie Abb. 3. *1,1* Kandelabergefäße. *2* subpapillares Netz. *3* Hirschgeweiharterie,
denen Capillarschlingen aufsitzen. *4* Epidermis. Vergr. 75fach

Venen das Blut in den *cutanen Plexus*. Von hier führen großlumige, in der Subcutis gelegene Venen das Blut ab. Diese Venen schimmern, dem unbewaffneten Auge sichtbar, durch blasse Haut. Die Haarwurzeln und Talgdrüsen werden von Ästen der Kandelaberarterien versorgt. Die Schweißdrüsen erhalten Blut aus den Horizontalarterien, aber auch von den Kandelaberarterien und ihren Anastomosen. Die Schweißdrüsengänge sind von Capillaren umsponnen. Zu- und Abfluß erfolgt auch über den subpapillären Plexus. Der subpapilläre und cutane Plexus sind also auch über das Capillarnetz der Schweißdrüsengänge miteinander verbunden (F. EICHNER 1954). Ähnlich liegen die Verhältnisse bei den Haarwurzeln

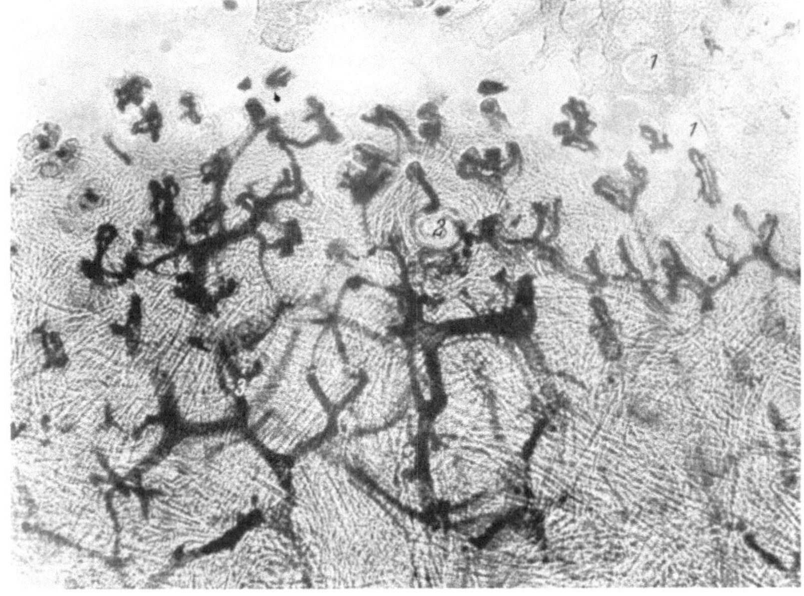

Abb. 6. Kurze Capillarschlingen und Capillarbüschel vom Unterarm eines 50jähr. Mannes. *1* Löcher für die Bindegewebspapillen. *2* Schweißdrüsengang. *3* subpapillarer Plexus. Methode: Injektion der Gefäße mit Methylenblau-Gelatine. Vergr. 75fach

(ATKINSON und CORMIA 1962). Das Corium ist verhältnismäßig wenig capillarisiert. Nur die Drüsen, Haare und größeren Sinnesorgane sind von dichteren Gefäßknäueln versorgt.

Die verschiedenen Gefäßnetze, die ich hier beschrieben habe, liegen nicht immer im gleichen Abstand. An der dünnen Haut der Beugen oder des Handrückens sind sie näher aneinandergerückt und ihre Trennung kann schwierig werden. Auch die *Weite der Netzmaschen* in den verschiedenen Schichten ist unterschiedlich. An stark behaarten Stellen, wo die Haarwurzeln tief in die Subcutis ragen, werden die Verhältnisse weiterhin kompliziert. Man wird also nur mit Vorsicht dieses Schema funktionellen Überlegungen oder physiologischen Experimenten zugrunde legen dürfen.

Über die *topographischen Unterschiede der Haut* gibt es wenig systematische Untersuchungen, insbesondere ist die Architektur der arteriellen und venösen Netze in verschiedenen Regionen noch kaum erforscht. Über die regionale Gestaltung der Capillaren wissen wir mehr. Sie sind ja auch im Capillarmikro-

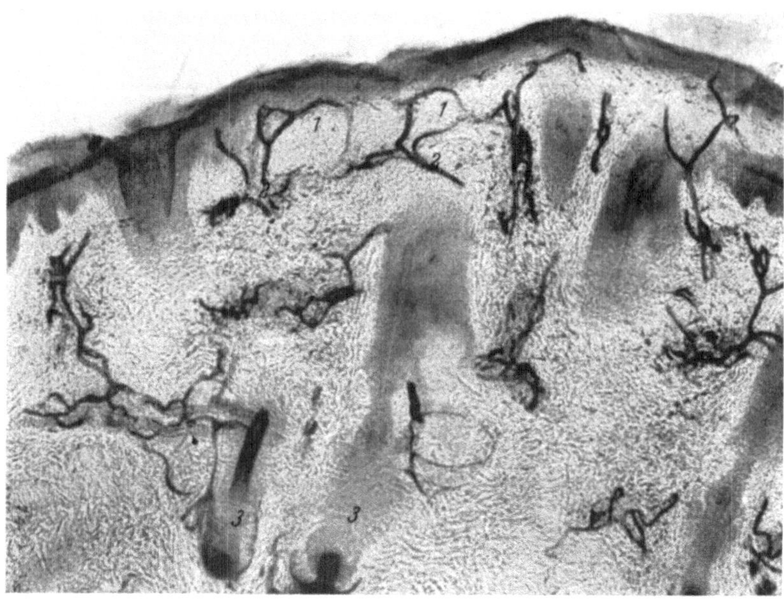

Abb. 7. Augenlid eines 18jähr. Mannes. Gegen die Epidermis springen hier meistens nur Capillarbügel (*1*), keine
Schlingen vor. *2,2* subpapillarer Plexus *3,3* Haarwurzeln. Methode: wie Abb. 3. Beachte die geringere Reaktions-
intensität im venösen Schenkel der Capillaren. Vergr. 75fach

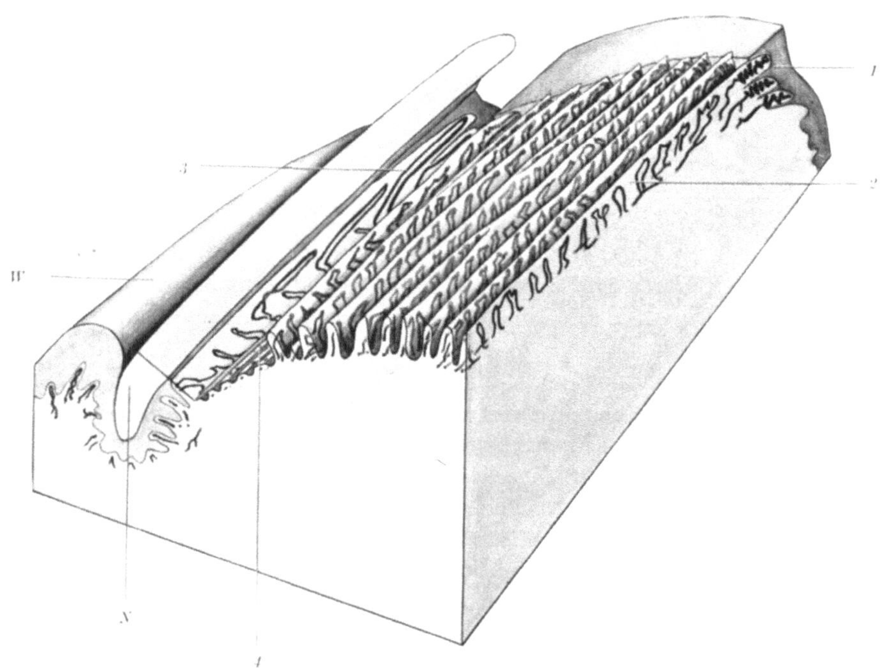

Abb. 8. Halbschematische Übersicht über den vorderen Teil des Nagels. Alle eingezeichneten Capillaren sind an
entsprechender Stelle beobachtet. *N* Nagelsubstanz. *W* seitlicher und hinterer Nagelwall. *1* Sohlenhorn. *2* Hypo-
nychium. *3* Capillarschleifen. *4* Hyponychiumleisten abgetragen. (Aus: Fleischhauer und Horstmann, 1955)

skop wenigstens teilweise sichtbar. Die Capillaren des Nagelwalles mit ihrer Haarnadelform, das klassische Objekt der Capillarmikroskopie, werden oft als typische Capillarformen dargestellt. In dieser Länge und Gestalt kommen sie aber nur an wenigen Stellen vor, so am *Nagelwall*, in der Leistenhaut der *Fuß- und Handfläche* und an den *Lippen*. Man findet sie nur dort, wo lange schlanke Bindegewebspapillen weit in die Epidermis ragen. *Am Stamm* und an der übrigen *Haut der Extremitäten* sind die Bindegewebspapillen viel niedriger und oft linsenförmig abgeplattet. Die Capillaren sind dementsprechend kurz und stehen in kleinen Büscheln von zwei, drei oder vier kurzen Schlingen (Abb. 6).

Das Augenlid wird von einer sehr zarten Epidermis bedeckt, die auf ihrer Unterseite mit flachen Leisten charakteristischer Anordnung mit dem Bindegewebe verzahnt ist (HORSTMANN 1957). Die meisten Capillaren sind hier gar nicht mehr schlingenförmig, sondern stehen als mehr oder weniger weit gespannte Bögen gegen die Epidermis vor (Abb. 7). Es fällt schwer, die einzelnen Arterien- und Venennetze auseinanderzuhalten, die Kandelaberarterien sind sehr kurz oder fehlen ganz. Auch hier verrät das Grenzflächenrelief zwischen Epidermis und Cutis schon etwas von der Form der Capillaren. Im Bereich des *Nagelbettes* (Abb. 8) kommen sehr verschiedene Capillaren auf kleinem Raum nebeneinander vor (FLEISCHHAUER und HORSTMANN 1955). Die „Haarnadeln" des Nagelbettes habe ich schon erwähnt. Unter der *Lunula* liegen sehr kurze Schlingen. Am *seitlichen* und *vorderen Rand des Nagelbettes* durchziehen lang ausgezogene Capillaren die blattartig angeordneten Bindegewebspapillen (Abb. 9) und in den kräftigen Papillen des *Sohlenhornes* sitzen eigentümlich spiralige Capillaren (Abbildung 10). Diese beiden Typen habe ich sonst nirgends gefunden. Es scheint sich um Spezialeinrichtungen besonderer Funktion zu handeln.

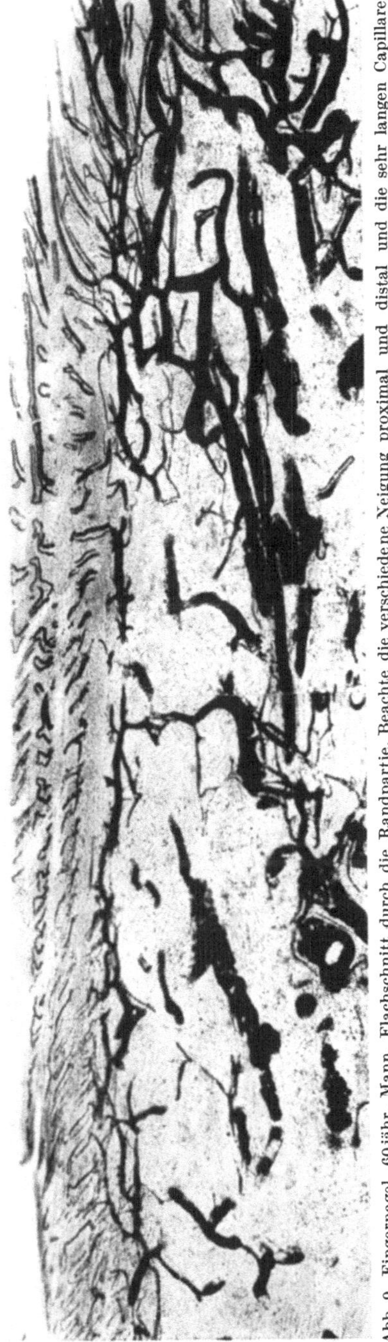

Abb. 9. Fingernagel, 60jähr. Mann. Flachschnitt durch die Randpartie. Beachte die verschiedene Neigung proximal und distal und die sehr langen Capillaren rechts oben. *HG* Hoyer-Grossersche Körperchen. *p* proximal, *d* distal. Benzidinreaktion. Vergr. 16fach. (Aus: FLEISCHHAUER und HORSTMANN 1955)

Der Dichte der Capillaren entspricht die Dichte der arteriellen und venösen Netze, worauf schon Spalteholz hingewiesen hat. Messende Beobachtungen darüber fehlen aber. Wo die Capillaren wenig dicht stehen, wie im Augenlid, dem

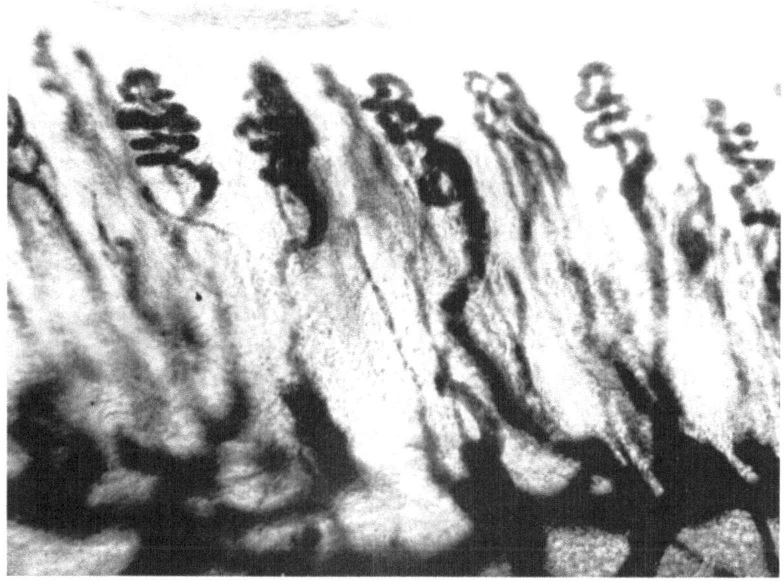

Abb. 10. Fingernagel, Flachschnitt durch das Sohlenhorn, 60jähr. Mann. Spiralig aufgewundene Capillaren Benzidinreaktion. Vergr. 200fach

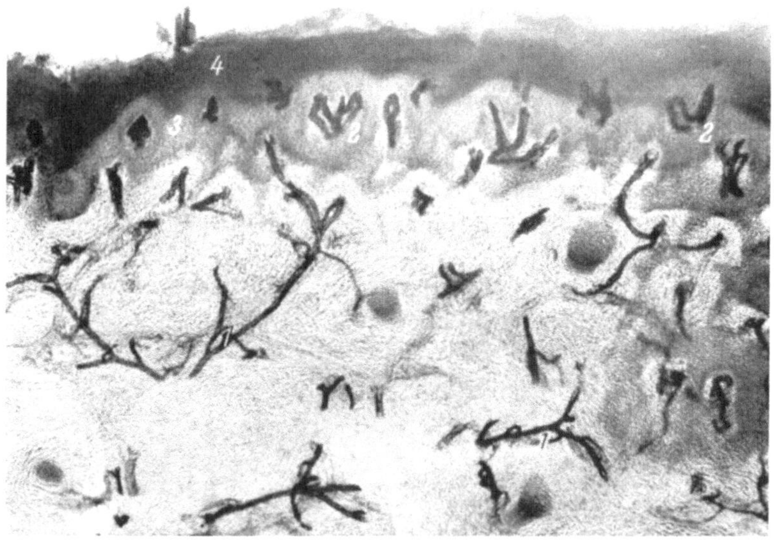

Abb. 11. Handrücken eines 18jähr. Mannes, Schrägschnitt. *1,1* Plexus subpapillaris. *2,2* kurze Capillarschlingen. *3* unverhornte, *4* verhornte Epidermis. Beachte die unterschiedliche Darstellung des arteriellen und venösen Schenkels durch die Reaktion auf alkalische Phosphatase. Vergr. 75fach

Handrücken (Abb. 11) und am Ohrläppchen (Abb. 12) ist auch das subpapilläre Netz und das cutane Hauptnetz sehr viel schwächer entwickelt.

Man darf sich das Gefäßmuster nicht unplastisch starr vorstellen. Wie der Papillarkörper wird es *postnatal* noch ausdifferenziert und *im hohen Alter* wieder teilweise zurückgebildet. Die Gefäße passen sich der Form von *Narben* an, und wenigstens die Capillaren spiegeln auch andere *Krankheitsbilder* der Haut wider (GILLJE u. Mitarb. 1953).

Von allen Strombahnregulatoren, die im Gefäßsystem der Haut in Betracht gezogen sind, haben die *arterio-venösen Anastomosen* das größte Interesse gefunden.

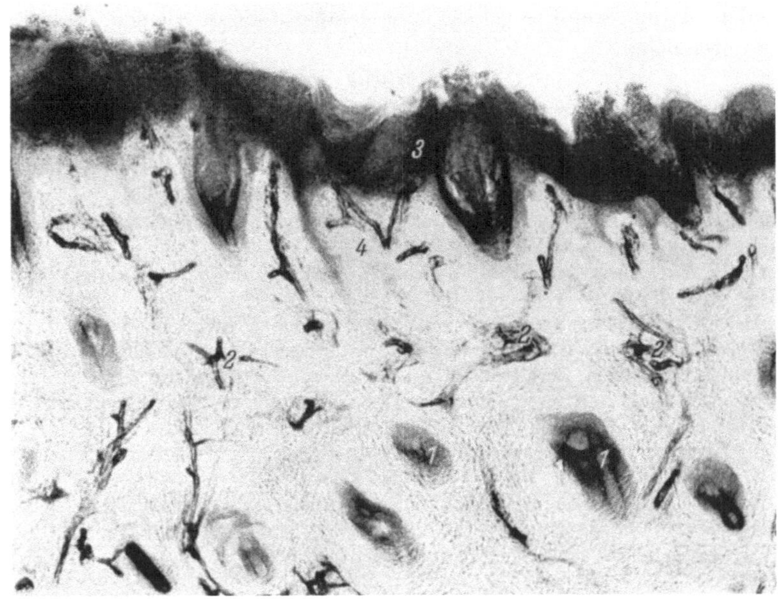

Abb. 12. Ohrlappchen, 18jähr. Mann. *1,1* Haarwurzel. *2,2* Plexus subpapillaris. *3* Epidermis. *4* kurze, zur Bugelform überleitende Capillarschlingen. Methode: wie Abb. 3. Vergr. 75fach

Durch die Untersuchungen von STAUBESAND u. a. wissen wir, daß die Zahl der a.v.-Anastomosen in den meisten Organen erheblich überschätzt wurde. In der Haut, in der diese Einrichtungen sehr früh entdeckt wurden, sind sie an den *Fingern, Zehen,* der *Nasenspitze* und der *Lippe* (MÄRK 1941) beschrieben worden. Weder HOYER (1877) noch SPALTEHOLZ (1893) haben a.v.-Anastomosen an anderen Stellen der menschliche Haut gefunden, wo weniger zuverlässige Autoren sie gesehen haben wollen. Die a.v.-Anastomosen liegen in den Hautpartien, die unter natürlichen Bedingungen am meisten Temperaturschwankungen ausgesetzt sind. Glomusartige Körperchen unter den Nagelplatten, die Hoyer-Grosserschen Körperchen, liegen in denselben Kreislaufabschnitten, in denen auch die langen Capillarschlingen und die Spiralen gefunden werden. Aus den sehr langen Capillarstrecken fließt das Blut den Hoyer-Grosserschen Körperchen zu.

Die Haut ist als Glied in den vielfältigen Regulationsmechanismen der Körpertemperatur schon lange erkannt. Die Beziehungen des Temperaturgradienten zum Gefäßsystem, die BAZETT (zit. n. HENSEL 1952) angegeben hat, können aus morphologischen Gründen nicht überall richtig sein, denn weder die Dichte der Gefäße noch die Zahl und Tiefe der Gefäßnetze ist konstant.

Für derartige Betrachtungen fehlen quantitative Untersuchungen, die auf erhebliche methodische Schwierigkeiten stoßen. Injektionspräparate sind deshalb ungeeignet, da vollständige Injektionen mit Sicherheit nicht zu erreichen sind. Die Reaktion auf alkalische Phosphatase ist sicherer, erfaßt aber nur die arteriellen Schenkel vollständig (Klingmüller 1958). Die Benzidin-Reaktion ist nur brauchbar, wo die Gefäße mit Blut gefüllt sind. Der für die Regulationsmechanismen vermutlich wichtigste Teil, die Arteriennetze, erweisen sich bei diesen Untersuchungen als besonders spröde. Alle diese Schwierigkeiten können nur überwunden werden, wenn es gelingt, das Gefäßsystem an lebender, unverletzter Haut zu untersuchen.

Literatur

Atkinson, S. C., and F. E. Cormia: International Congress of Dermatology, Washington 1962 im Druck.

Eichner, F.: Zur Frage der Motivbildung in der menschlichen Haut. Anat. Anz. **100**, 303 bis 310 (1954).

Fleischhauer, K., u. E. Horstmann: Der Papillarkörper und die Kapillaren des Perionychiums. Z. Zellforsch. **42**, 214—228 (1955).

Gillje, O., P. A. O'Leary and P. J. Baldes: Capillary microscopic examination in skin diseases. Arch. Derm. **68**, 136—147 (1953).

Hensel, H.: Physiologie der Temperaturregulation. Ergebn. Physiol. **47**, 165—368 (1952).

Horstmann, E.: Die Haut. In: v. Möllendorff-Bargmann, Handbuch der mikroskopischen Anatomie des Menschen. Berlin-Göttingen-Heidelberg: Springer Verlag 1957.

— Anatomie der Haut und ihrer Anhangsorgane. In: Gottron-Schönfeld, Dermatologie und Venerologie. Stuttgart: G. Thieme Verlag 1961.

Hoyer, H.: Über unmittelbare Einmündung kleinster Arterien in Gefäßäste venösen Charakters. Arch. mikr. Anat. **13**, 603—644 (1877).

Klingmüller, G.: Die Darstellung alkalischer Phosphatase in Kapillaren. Hautarzt **9**, 84—88 (1958).

Märk, W.: Arterio-venöse Anastomosen an Lippen und Nase der Säugetiere. Z. mikr.-anat. Forsch. **52**, 1—31 (1942).

Petersen, H.: Histologie und mikroskopische Anatomie. München: J. F. Bergmann 1935.

Spalteholz, W.: Die Verteilung der Blutgefäße in der Haut. Arch. Anat. u. Entw.gesch. **1893**, 1—54.

— Blutgefäße der Haut. In: Jadasohns Handbuch der Haut- und Geschlechtskrankheiten. Bd. I/1, 379—433. Berlin: Springer Verlag 1927.

Staubesand, J.: Zur Morphologie arterio-venöser Anastomosen. In: Kapillaren und Interstitium. Stuttgart: G. Thieme Verlag 1955.

Aus dem Anatomischen Institut der Universität Freiburg i. Br.
(Direktor: Prof. Dr. K. Goerttler)

Das Gefäßmuster der Skeletmuskulatur

Von

F. Hammersen [1]

Mit 12 Abbildungen

A. Einleitung

Nur selten ist das Bild vom Gefäßmuster eines Organes so tiefgreifend und nachhaltig von den Untersuchungen eines einzelnen Forschers geprägt worden, wie das über Anordnung, Verzweigungsmodus und Einbau der Blutstrombahnen im Skeletmuskel von den Arbeiten des Leipziger Anatomen Werner Spalteholz (1888). Seine in den letzten Jahrzehnten des vorigen Jahrhunderts entstandenen meisterhaften Injektionspräparate wurden offenbar für derart eindeutig und alle Einzelheiten vollständig erfassend, also für so vollkommen gehalten, daß die Muskelgefäße nur wenigen Nachuntersuchern als lohnendes Objekt für weitere anatomische Studien erschienen sind (vgl. Eisler 1912; Häggquist 1931, 1956; Walls 1960; Pearson 1962). Tatsächlich kann es keinem Zweifel unterliegen, daß Spalteholz fast alle wesentlichen Merkmale erkannt und zutreffend beschrieben hat, so daß viele Tatbestände, über die ich hier auch auf Grund eigener Untersuchungen berichten werde, mit seinen Darstellungen übereinstimmen.

Nur im Bereich der *terminalen* Strombahn bestehen, vor allem wenn man die Ergebnisse physiologischer und mikrozirkulatorischer Beobachtungen berücksichtigt, gewisse Differenzen, die in erster Linie mit dem Problem der sog. „Kurzschluß-" oder „Spardurchblutung" der Muskulatur zusammenhängen (Schroeder 1952, 1960, 1961; Lambert 1955; Hyman u. Mitarb. 1959; Rein 1944; Bostroem u. Schoedel 1953; Dieter 1954; u. a.).

Lebendbeobachtungen, die im Laufe der letzten 10 Jahre durchgeführt wurden (Zweifach and Metz 1955; Algire and Merwin 1955; Saunders et al. 1957) haben den Eindruck erweckt, das allgemein bekannte, auf Chambers und Zweifach (1944, 1945/46) zurückgehende Schema terminaler Strombahneinheiten sei auch auf die Skeletmuskulatur anwendbar (vgl. Illig 1961). Danach sollen auch hier durch ihr funktionelles Verhalten gekennzeichnete Stromwege vorkommen — "Metarteriolen" "preferential channels" oder arterio-venöse "shunts" — die unter bestimmten Voraussetzungen das nutritive Capillarnetz im Sinne einer Derivation kurzschließen könnten.

---

[1] Wiss. Assistent am planmäßigen Extraordinariat für Anatomie.

Von besonderer Bedeutung erschien es, nach dem anatomischen Substrat solcher Gefäßstrecken zu suchen, so daß ich gerade auf dieses Problem noch einmal zurückkommen werde.

B. Makroskopische Gefäßverhältnisse

Einleitend sei kurz auf die makroskopischen und makro-mikroskopischen Muskelgefäße eingegangen, da bereits diese Dimensionen Fragen aufwerfen — man denke z. B. an die Verknüpfung von Muskel- und Hautgefäßen, — die bei der Beurteilung der Muskeldurchblutung nicht vernachlässigt werden sollten.

Neuere röntgenographische Untersuchungen von Saunders u. Mitarb. (1957) haben die Angaben älterer Autoren (Wollenberg 1905; Campbell and Pennefather 1919; Salmon et Dor 1933; Power 1945 u. a.) bestätigt und damit wahrscheinlich gemacht, daß in den verschiedenen Muskeln die Zahl der speisenden Arterien, sowie die Menge und Größe der zwischen ihnen bestehenden Anastomosen sich sehr unterschiedlich, jedoch bei einer Species für ein und denselben Muskel konstant und bilateral symmetrisch verhalten. Diese Beobachtungen haben unter anderem dazu geführt, daß man die Muskeln in Gruppen mit klinisch relativ einheitlichen Reaktionen auf Störungen ihres arteriellen Zuflusses eingeteilt hat (Campbell and Pennefather 1919; Blomfield 1945; Saunders u. Mitarb. 1957).

Die großen Gefäßstämme der Gliedmaßenmuskulatur entspringen in der Regel als segmentartige Äste aus der arteriellen „Hauptachse" einer Extremität. Sie speisen nur selten die Muskulatur *allein*, sondern geben meist auch *Hautäste* ab, so daß bereits anatomisch eine gewisse Verbindung von Haut- und Muskelgefäßen besteht. Auf diese Tatsache hat im übrigen auch Spalteholz (1893) in einer, in diesem Zusammenhang wenig beachteten Arbeit hingewiesen, in der er seine frühere Ansicht (1888), daß „jeder Muskel . . . für den Blutstrom ein in sich geschlossenes Ganzes" bilde, revidiert hat. Zur endgültigen Klärung dieser Frage scheinen allerdings noch Untersuchungen an einem größeren Material erforderlich zu sein.

Netze I. und II. Ordnung

Die unter wechselnden Winkeln entlang seines „*Hilus*" (Brasch 1955) in den Muskel eintretenden Gefäße folgen den gröberen Bindegewebssepten, um noch innerhalb dieser Membranen allmählich in die Hauptstreichrichtung der Muskelfasern einzuscheren. Die primären Verästelungen der Arterien haben zunächst einen raschen Kaliberabfall der einzelnen Zweige zur Folge, die innerhalb der Bindegewebslamellen des internen Perimysiums durch zahlreiche Anastomosen ein flächenhaftes Netz mit verhältnismäßig großen und je nach Muskelindividuum gleichförmigen Maschen entwickeln. Die Gestalt dieses Gefäßrasters ist offenbar von der Form des jeweiligen Muskels abhängig: in platten, flächenhaft ausgebreiteten Muskeln finden sich fast quadratische, in bäuchigen, mehr dreidimensionalen Muskeln überwiegend rechteckig langgezogene Maschen, deren größere Durchmesser in der Richtung der Muskelfasern verlaufen (Saunders u. Mitarb. 1957).

Die Äste dieser noch im makroskopischen Bereich liegenden Systeme verbundener Arterien (= Netz I. Ordnung) anastomosieren ebenfalls miteinander und bilden kleinere Gefäßnetze. Diese Netze II. Ordnung sind in das große

Maschenwerk z. T. sehr regelmäßig eingefügt und lassen sich bis in die zarten Bindegewebsscheiden verfolgen, die kleinere und größere Muskelfaserbündel umschließen und voneinander trennen.

SAUNDERS und seine Arbeitsgruppe (1957) glauben, die Netztextur der Muskelarterien durch Auswertung von Mikroradiogrammen und von konventionellen Injektionspräparaten noch weiter in die Peripherie verfolgen zu können. Sie beschreiben daher ein „präcapilläres System" anastomosierender Arteriolen als "micro-mesh". *An dem uns zur Verfügung stehenden Material, vorwiegend Extremitätenmuskulatur des Kaninchens und der Ratte, haben wir uns von der*

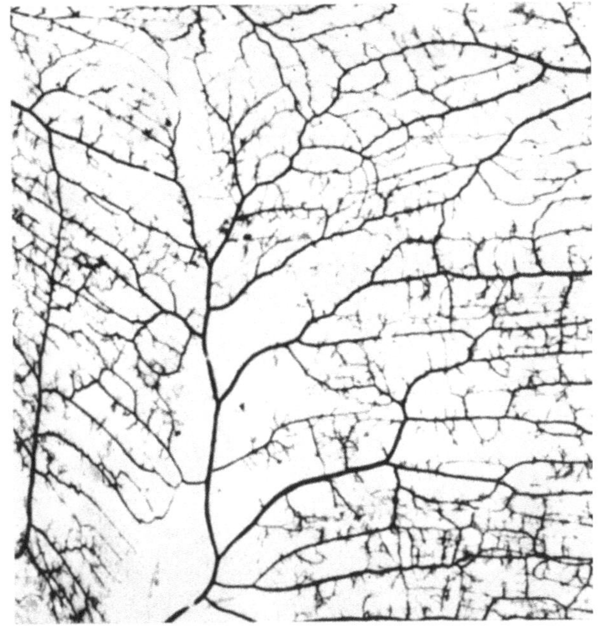

Abb. 1. Arteriennetz I. und II. Ordnung (Zwerchfell, Hund). Injiziertes und aufgehelltes Totalpräparat (Aus: SPALTEHOLZ, 1888)

Realität eines derartigen Mikronetzes freilich keineswegs überzeugen können. Wir glauben nicht, daß sich diese Divergenz daraus erklärt, daß SAUNDERS *menschliches*, wir dagegen *tierisches* Material untersucht haben, sondern sind der Überzeugung, daß die von SAUNDERS angewandten Methoden *keine stichhaltigen Beweise* für die Existenz eines präcapillären Netzes zu liefern vermögen, da sie zuverlässige Aussagen über den Wandbau der betreffenden Gefäße nicht gestatten. Nach unseren Präparaten besitzen alle noch Netze bildenden afferenten Gefäße eine mehrschichtige Media. Sie sind daher zweifellos nicht als Arteriolen anzusprechen. Nach deutschem Sprachgebrauch sind bekanntlich unter Arteriolen nicht einfach kleinere Arterien, sondern präcapillare Gefäße mit nur noch einschichtiger, z. T. schon lückenhafter Muskulatur zu verstehen.

C. Endarterien – Netzarterien

Bereits 1872 hat COHNHEIM den Begriff „*Endarterie*" geprägt. Schlagadern dieses Typs verzweigen sich baumartig und anastomosieren mit Nachbararterien und im Bereich ihrer Äste ausschließlich innerhalb des Capillarschwammes. Diesem Gefäßtyp stellt Spalteholz (1941) das System „verbundener" oder „*Netzarterien*" gegenüber, die untereinander schon weit proximal des nachgeordneten Capillarbettes in Zusammenhang stehen. Man ist versucht, diese Verschiedenheit in der Ausprägung der arteriellen Strombahn mit funktionellen Erfordernissen in Verbindung zu bringen, könnte ihr doch eine Abstufung der biologischen Wertigkeit der versorgten Organe zugrundeliegen, im Sinne einer Art Sicherung „wichtiger" Organe durch Netzarterien. Schon Spalteholz (1941) hat allerdings unmißverständlich zum Ausdruck gebracht, daß jeder Versuch,

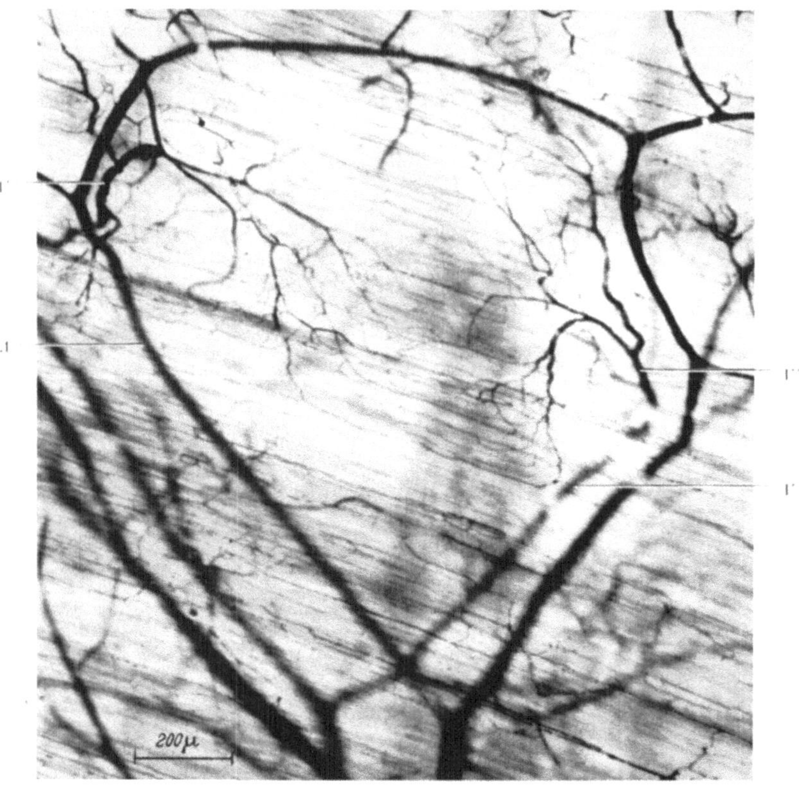

Abb. 2. Polygonale Masche (*A*) des arteriellen Netzes II. Ordnung (M. semitendinosus, Kaninchen). Baumartige Verzweigung der aus diesem Netz entspringenden Gefäße (*A'*), welche die Versorgung des Parenchyms übernehmen. Anteile des parallel geschalteten Venennetzes II. Ordnung (*V*) sind mit ihren Wurzeln (*V'*) ebenfalls erkennbar. Berlinerblau-Gelatine, aufgehellter Rasiermesserschnitt. Vergr. etwa 65 mal

diese architektonische Differenz kausal zu erklären, vergeblich sei. Nach Staubesand (1959, 1961) finden sich Endarterien grundsätzlich dort, „wo die nachgeordneten Capillaren ein tiefgestaffeltes, dreidimensionales Netz bilden, hingegen verbundene oder Netzarterien in Oberflächen aber auch häutigen, membranartigen Schichten verlaufen oder Capillarbezirke speisen, denen ein mehr flächenhafter, zweidimensionaler Charakter zukommt". Dieser Auffassung scheinen die Verhältnisse in der Skeletmuskulatur zunächst zu widersprechen, da ihre Capillaren zweifellos ein räumliches und durchaus kein flächenhaftes System bilden.

Es wäre also zu erwarten gewesen, daß sie von *End*arterien und nicht von *Netz*-
arterien versorgt wird. Aus unseren Injektionspräparaten ließ sich in Ergänzung
zu den Beschreibungen von SPALTEHOLZ (1888) entnehmen, daß sich dieArterien-
netze der Skeletmuskulatur *nicht* dreidimensional im Muskelparenchym ausbreiten, sondern ausschließlich in den gröberen und feineren Septen des interstitiellen Bindegewebes und damit *flächenhaft* verlaufen (vgl. STAUBESAND 1959).
Auch in der Muskulatur würde also ein reiner Raumfaktor mit für das Arterien-
muster verantwortlich sein. Besonderheiten der arteriellen Endausbreitung sind
demnach nicht allein Ausdruck einer Anpassung an die Funktion des versorgten
Organs, sondern spiegeln zugleich formal bedingte Eigentümlichkeiten wider.

Ob der Existenz von Netzarterien innerhalb der Skeletmuskulatur eine
praktische Bedeutung − z. B. für den Umfang ischämischer Prozesse − zukommt, ist schwierig zu entscheiden, weil die verschiedenen Muskeln sehr unterschiedlich auf Drosselung ihrer arteriellen Versorgung reagieren (LE GROS CLARK
1945; LE GROS CLARK and BLOMFIELD 1945).

D. Die terminale Muskelstrombahn

Vom Netz II. Ordnung der arteriellen Muskelgefäße entspringen kleinere
Endarterien eines Durchmessers um 50 μ, die sich zwischen den Muskelfasern
baum- oder kandelaberartig verzweigen (Abb. 2, 3). Ihre Äste biegen „theils in
sanftem Bogen, theils brüsk in die Faserrichtung" ein, „um dann direkt in Kapillaren zu zerfallen" (SPALTEHOLZ 1888). Von den Netzarterien I. und II.Ordnung

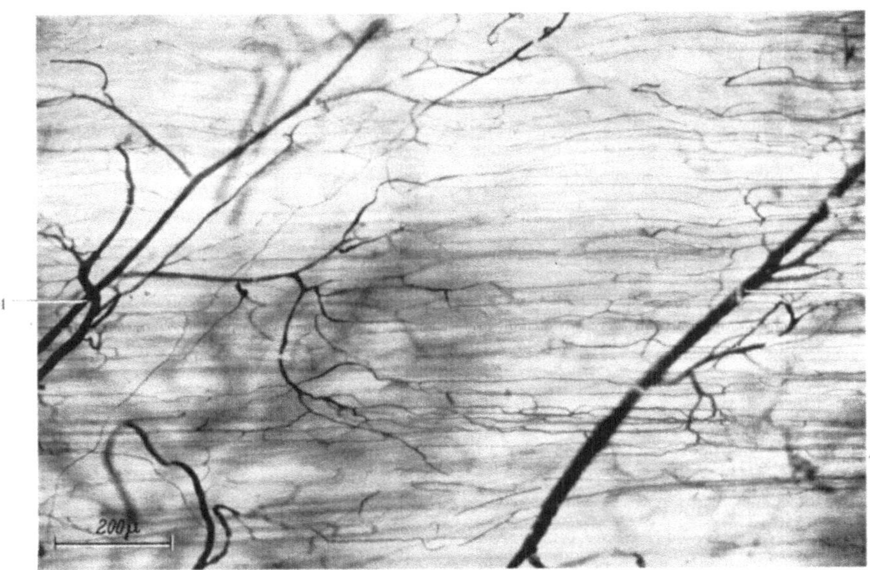

Abb. 3. Kandelaberförmige, faserparallel verlaufende Endarterie (M. adductor magnus, Kaninchen). Berlinerblau-
Gelatine, aufgehellter dicker Rasiermesserschnitt. Vergr. etwa 80 mal

unterscheiden sich die gesamten Endarterien auch dadurch, daß sie nur noch
selten Begleitvenen besitzen; Arterien und Venen dieser Größenordnung verlaufen vielmehr getrennt und in der Regel rhythmisch wechselnd in Abständen

von etwa 500 μ (Abb. 4). Zwischen ihnen spannt sich ein charakteristisches Capillarnetz aus, das auffallend langgezogene Maschen besitzt, sonst aber keinerlei morphologische Besonderheiten bietet. Die ableitenden Venen sollen bis in ihre feinsten Wurzeln Klappen tragen (Spalteholz 1888; Krogh 1929).

Die ersten vitalmikroskopischen Beobachtungen der Muskelstrombahn (Heilemann 1902; Bischoff 1902; Rous, Gilding and Smith 1930; Smith and Rous 1931; Bischoff u. Ricker 1932) stimmen hinsichtlich des Verlaufes und der Anordnung der Muskelgefäße mit den Befunden überein, die am „toten" Injektionspräparat erhoben werden konnten. Im Vordergrund des Interesses der

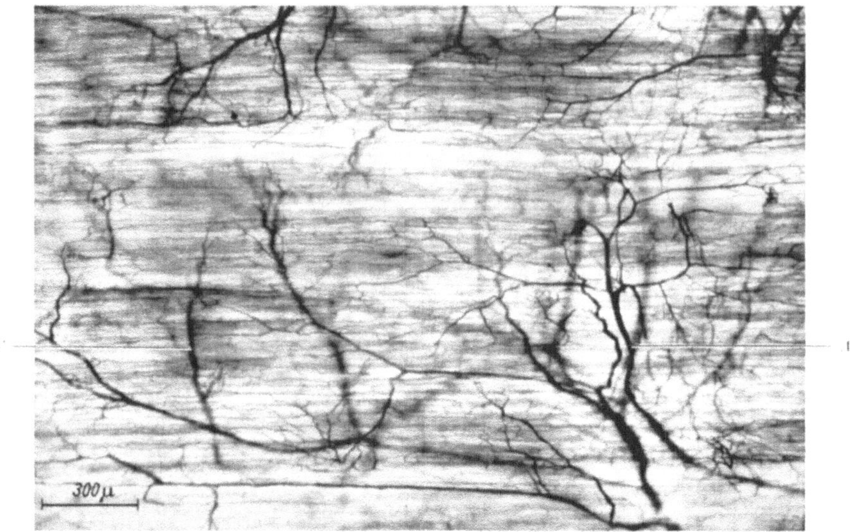

Abb. 4. Baumartig verzweigte Endarterien innerhalb des Parenchyms. Keine typischen Begleitvenen (M. semitendinosus, Kaninchen). Berlinerblau-Gelatine, aufgehellter dicker Schnitt. Vergr. etwa 45mal

älteren Lebendbeobachter standen Fragen nach dem Verhalten der Stromwege während der Muskelkontraktion (Heilemann 1902; Bischoff 1902; Bischoff u. Ricker 1932), nach der Permeabilität der Capillaren (Rous, Gilding and Smith 1930; Smith and Rous 1931) und den Reaktionen der Endstrombahn auf pharmakologische und sonstige experimentelle Reize (Bischoff u. Ricker 1932). Danach ist während der Verkürzung der Muskulatur die Stromgeschwindigkeit durch Dilatation der zuführenden Arterien bis zum dreifachen Wert gegenüber der Ruhedurchblutung erhöht (Heilemann 1902). Die Permeabilität, bestimmt durch die Passage intravital injizierter Farbstoffe wie Evans Blue, Neutralrot u. dgl., steigt in Richtung auf den venösen Strombahnschenkel erheblich an, ist aber auch im Bereich der Arteriolen und Venulen noch nachweisbar. Untersuchungen der Rickerschen Schule, auf die hier nicht näher eingegangen werden soll, kommen hinsichtlich der Strömungsverhältnisse zu vergleichbaren Ergebnissen. In diesen Arbeiten wird u. a. hervorgehoben, daß für das Funktionsspiel der Muskelstrombahn allein das Gefäßnervensystem und damit ein zentral gesteuerter Regulationsmechanismus verantwortlich sei (Bischoff u. Ricker 1932).

Erst neuere Untersuchungen auf dem Gebiet der Mikrozirkulation (ZWEIFACH and METZ 1955; ALGIRE and MERWIN 1955; SAUNDERS et al. 1957) sowie eine Reihe physiologischer Befunde (SCHROEDER 1952, 1960, 1961; LAMBERT 1955; HYMAN u. Mitarb. 1959) haben die bis dahin uneingeschränkt gültige Vorstellung vom Muster und vom Verhalten der Muskelstrombahn zweifelhaft gemacht. Die Capillaren werden nun nicht mehr als gleichwertig angesehen, sondern sollen z. T. im Dienst einer sog. *Kurzschlußdurchblutung* stehen.

So vertreten ZWEIFACH und METZ (1955), gestützt auf Lebendbeobachtungen am M. spino-trapezius der Ratte die Ansicht, daß das gesamte Capillarsystem der Muskulatur ausschließlich von *Metarteriolen* gespeist werde, wie sie von CHAMBERS u. ZWEIFACH (1944, 1945/46) in den verschiedensten terminalen Strombezirken beschrieben worden sind (vgl. ILLIG 1961). Entgegen diesen älteren Befunden setzen sich jedoch Metarteriolen im Bereich der Muskulatur nicht nur in Gestalt der "preferential channels" oder "a-v bridges" in die Venulen fort, sondern können hier vollständig in echte Capillaren zerfallen. Damit aber ist der bislang eine Sonderstellung einnehmende Begriff der Metarteriolen geradezu widersinnig geworden, da er hier nichts anderes besagt, als daß sich eine Arteriole fortlaufend in Capillaren auflöst, was der herkömmlichen Vorstellung über das Muster der Endstrombahn völlig entspricht.

Auch SAUNDERS u. Mitarb. (1957) haben bei ihren umfassenden Studien des Gefäßmusters der *menschlichen* Skeletmuskulatur die Vitalmikroskopie ergänzend herangezogen. Überwiegend stützen sich jedoch ihre Befunde auf radiographische Gefäßanalysen, die zum Konzept der arteriellen und venösen "macro"- und "micro-meshs" geführt haben. Dabei bleibt allerdings die Definition des Mikro-Netzes und der daran beteiligten Gefäße unklar, da den entsprechenden Abbildungen keine Maßstäbe beigefügt sind und der Durchmesser der Gefäße deshalb nur geschätzt werden kann. Man hat jedoch den Eindruck, daß es sich zumeist um Stromwege handelt, die beträchtlich oberhalb der Größenordnung von Arteriolen liegen. Damit würde freilich dieses sog. micro-mesh nichts anderes darstellen, als das bereits von SPALTEHOLZ 1888 beschriebene kleinere Arteriennetz. Daneben finden SAUNDERS u. Mitarb. (1957) besonders weite Stromwege *innerhalb* der terminalen Strombahn, die sie als "macro-capillaries" bezeichnen, und die den "preferential channels" oder "a-v bridges" von CHAMBERS und ZWEIFACH entsprechend als Kurzschlußwege den arteriellen mit dem venösen Schenkel verbinden sollen. Sie stellen offenbar reine Endothelrohre ohne spezielle Wanddifferenzierung dar (". . . devoid of any histological differentiation feature in their wall."). Hinsichtlich der funktionellen Bedeutung der von ihnen beschriebenen "mesh"-Systeme der Skeletmuskulatur vertreten SAUNDERS u. Mitarb. (1957) die wenig überzeugende Auffassung, daß die Gefäßnetze unterschiedlichen Kalibers druckverteilende und -ausgleichende Reservoire darstellen, die jeweils einen bestimmten Druckschwellenwert besitzen sollen, der angeblich entscheidet, welchen Weg das Blut innerhalb der terminalen Strombahn nehmen muß, um von der arteriellen auf die venöse Seite zu gelangen.

Auch das *Capillarbett* selbst ist schon Ende des vorigen Jahrhunderts anatomisch (RANVIER 1874; SPALTEHOLZ 1888) sowie in quantitativer Hinsicht bearbeitet worden (v. HÖSSLIN 1899). Jedoch haben erst die epochemachenden Arbeiten KROGHS (1929) einen tieferen Einblick ermöglicht und unter anderem die beträchtlichen artspezifischen Unterschiede im Capillardurchmesser, -abstand u. dgl. klargestellt (vgl. dazu Abb. 5).

Seine Ergebnisse wurden durch weitere Untersucher bestätigt und ergänzt (Pfaff 1930; Martin et al 1932; Petrén 1936; Petrén, Sjörstrand und Sylvén 1936 u. v. a.). Besonders schwierig ist eine genaue Bestimmung der

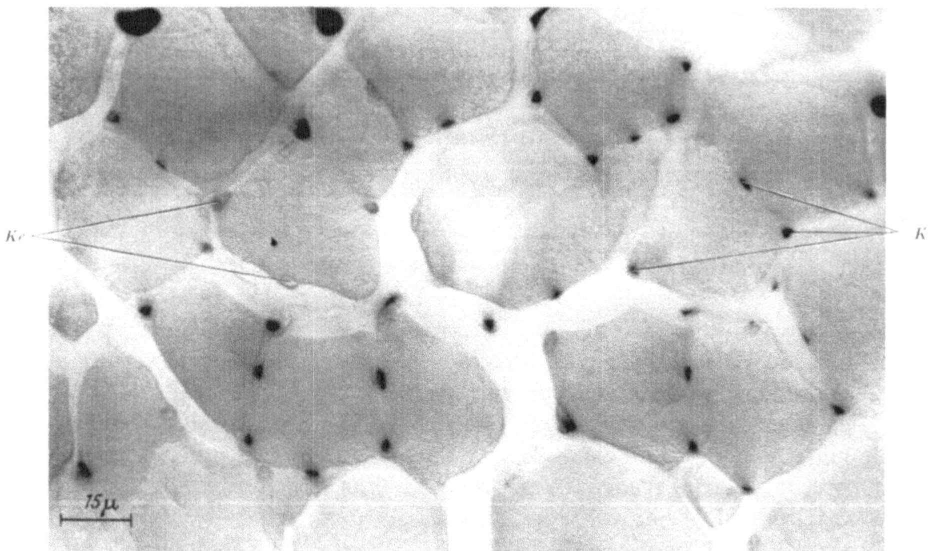

Abb. 5. Querschnitt durch einen injizierten Muskel (M. rectus femoris, Kaninchen). Beachte die dichte Capillarisierung und die engen Capillarlichtungen (K). Rund-ständig Muskelfaserkerne (Ke). Formol, Paraffin, Kernschnitt-Färbung. Vergr. etwa 670 mal

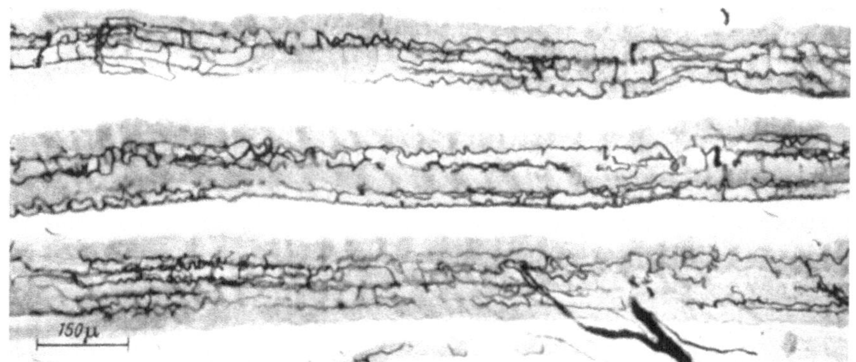

Abb. 6. Stark geschlängelt verlaufende Capillaren in einem „weißen" Kaninchenmuskel (M. gastrocnemius). Berlinerblau-Gelatine, Kernfärbung mit Mayers Haemalaun 100 μ. Vergr. etwa 85 mal

mittleren Capillarlänge (Größenanordnung: 500 μ ± 50%), da die Abstände zwischen Arteriolen und Venulen selbst innerhalb ein und desselben Muskels sehr unterschiedlich sind. Nach v. Hösslin (1899) soll die Capillarlänge mit der Körpergröße der jeweiligen Species ansteigen und sich zugleich umgekehrt proportional zur mittleren Arbeitsleistung des jeweiligen Muskels verhalten.

Neuere Untersuchungen zur Anatomie der Muskelcapillaren (SMITH and GIOVACCHINI 1954; LEE 1958) beschäftigen sich unter anderem mit den bereits von RANVIER (1874) beschriebenen Besonderheiten in der Capillarisierung „roter" und „weißer" Muskeln des Kaninchens (vgl. auch STOEL 1925; DUYFF and BOUMAN 1927). Danach sollen die Capillaren zwischen den „trüben" Fasern stark geschlängelt verlaufen und außerdem durch ampullenartige Auftreibungen ihrer Queranastomosen ausgezeichnet sein. Diese Befunde werden mit einer Art Reservoirfunktion der Endstrombahn in Zusammenhang gebracht, die bei den besonders lang andauernden Kontraktionen der roten Muskeln eine ausreichende Sauerstoffsättigung des Parenchyms garantieren soll. Wir stehen diesen Angaben allerdings mit einer gewissen Skepsis gegenüber, da schon der Kontraktionszustand der Muskulatur den Verlauf der Capillaren erheblich mitbestimmt: In stark verkürzten Muskeln verlaufen die Capillaren deutlich geschlängelt (SPALTEHOLZ 1888), ganz gleichgültig, ob es sich um rote oder weiße Muskulatur handelt (Abb. 6).

E. Eigene Befunde

1. Zur terminalen Strombahn des Muskelparenchyms

Aussagen über die oft nur funktionell definierten Gefäßstrecken der terminalen Stromwege sind allein auf Grund anatomischer Präparate problematisch. Dennoch ist sicher, daß die Auswertung lückenloser Schnittserien und vollständiger

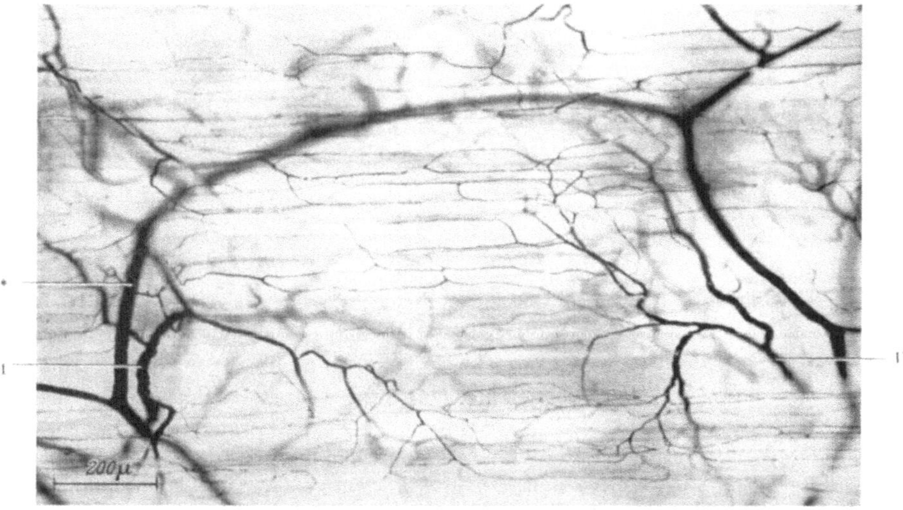

Abb. 7. Endstrombahn des Muskelparenchyms mit zu- und ableitenden Gefäßstämmen (*A* und *V*), die als Äste des arteriellen (*) bzw. venösen Netzes 11. Ordnung aufzufassen sind (M. semitendinosus, Kaninchen). Vergleiche mit Abb. 2. Technik wie bei Abb. 2. Vergr. etwa 70 mal

Häutchenpräparate die Erfassung bestimmter Gefäßstrecken — z. B. arteriovenöser Anastomosen — mit Gewißheit erlaubt. Deshalb liegt die Beantwortung der Frage nach der Existenz derivatorischer Stromwege im Muskelparenchym durchaus innerhalb der Zuständigkeit des Anatomen.

2*

Das Capillarmuster zeigt an gelungenen Injektionspräparaten und bei geeigneter Schnittebene das typische, bereits von Spalteholz (1888) beschriebene Bild. Die größeren speisenden Äste des Parenchyms verlaufen (ohne noch einmal Verbindungen miteinander einzugehen) mehr oder weniger quer zur Faserrichtung und zerfallen unter baumartigen Verästelungen in eine Anzahl kleinerer Zweige, die teils quer, teils faserparallel verlaufen und sich vollständig in Capillaren auflösen (Abb. 7, 8). Schon rasch nach Eintritt zwischen die Faserbündel verlieren die Arteriolen ihre Muskulatur, so daß ihre Wipfelbereiche muskelfrei sind. Die gerade in diesem Bereich in großer Zahl entspringenden Capillaren verfügen also

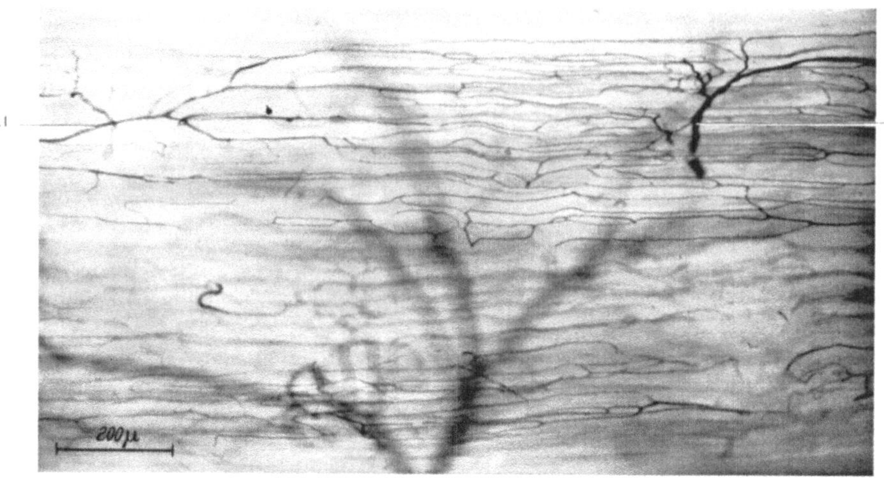

Abb. 8. Terminale Muskelstrombahn (M. adductor magnus, Kaninchen). Arterielle und venöse Seite lassen sich deutlich an der unterschiedlichen Capillardichte sowie dem Verästelungstyp erkennen. In der Tiefe des Präparates ein gröberer, schemenhaft durchscheinender Gefäßbaum. Berlinerblau-Gelatine, aufgehelltes dickes Schnittpräparat. Vergr. etwa 80mal

aller Wahrscheinlichkeit nach über keine Sphinctermechanismen. Ob diese an jenen Haargefäßen vorhanden sind, die von den noch muskularisierten Arterienstämmchen entspringen, läßt sich bisher nicht mit genügender Sicherheit entscheiden. Verfolgt man die Capillaren in Stromrichtung, so läßt sich entlang dieses Weges eine deutliche Zunahme ihrer Zahl feststellen. Das beruht auf einer Vermehrung der Queranastomosen und stärkerer Verästelung am venösen Strombahnschenkel und geht mit einer deutlichen Verkürzung der Maschen einher (Abb. 8, 9). Unter wechselndem Winkel sammeln sich die Capillaren zu feinsten, muskelfreien Venen (Abb. 8), die sich rasch zu größeren Stämmen vereinigen (Abb. 7), um schließlich in das neben dem Arteriennetz verlaufende Venennetz II. Ordnung zu münden (Abb. 2). Von der Existenz der in den venösen Stromwegen angeblich so zahlreich vorhandenen Klappen habe ich mich nicht überzeugen können, besonders nicht in den kleinsten Venen. So gelingt es auch ohne Schwierigkeiten, die Muskelgefäße, entgegen den Angaben von Spalteholz (1888) retrograd zu injizieren, wie Saunders u. Mitarb. (1957) bei intravitalen Injektionen (!) ebenfalls hervorheben.

Der Einbau der größeren, sicher mit Klappen versehenen Venen in die Fasersysteme der Bindegewebs-Septen ist so konstruiert, daß die mit der Muskel-

kontraktion einhergehende Entfaltung der In-
terstitien die Venenwände spannt, und die damit verbundene Erweiterung ihres Lumens den
Blutabstrom aus der arbeitenden Muskulatur
unterstützt (FENEIS 1935, 1937, 1951).

Zeichnerische Analysen der Endstrombahn
machen deutlich, daß innerhalb eines Muskels
ganz erhebliche regionale Unterschiede in der
Capillarlänge und der Maschen vorhanden sind.
Nicht einmal die aus *einer* Arteriole nach beiden Seiten entspringenden Haargefäße besitzen
eine konstante Länge. Viele Capillaren gehen
nicht, wie oft angenommen, in die ihnen zunächst gelegenen Venulen über, sondern setzen
sich in weiter entfernte Capillaren fort, die bereits einer anderen „Strombahneinheit" ange-
hören. Hinzu kommt, daß alle Stromwege ein
dreidimensionales Röhrenwerk zwischen den
Muskelfasern bilden, in dem man den als so
überaus regelmäßig beschriebenen Wechsel von
Arteriolen und Venulen oft vergeblich sucht,
besonders dann, wenn die beiden zusammen-
gehörenden Strombahnschenkel in verschiedenen
Ebenen liegen (Abb. 9).

2. Die Gefäße der Bindegewebssepten

An den Außenrändern der Muskelfaserbündel finden sich häufig auffallend lange, meist
unverzweigte Capillaren, deren besondere Gestalt und Einbau damit zusammenhängen, daß
sie nicht mehr innerhalb des eigentlichen Parenchyms, sondern bereits im Perimysium internum verlaufen, das ein sehr viel weniger
dichtes Capillarnetz als die Muskulatur besitzt
(Abb. 9).

Auch die – z. T. aus der unterlagernden
Muskulatur gespeisten – Fascien werden nur
von einem dürftigen Bett weitmaschig angeord-
neter Capillaren versorgt, deren venöse Schenkel
unter deutlicher Erweiterung in relativ kräftige Venen einmünden (Abb. 10, 12). Dabei bestehen offenbar, abhängig von der Entfaltung

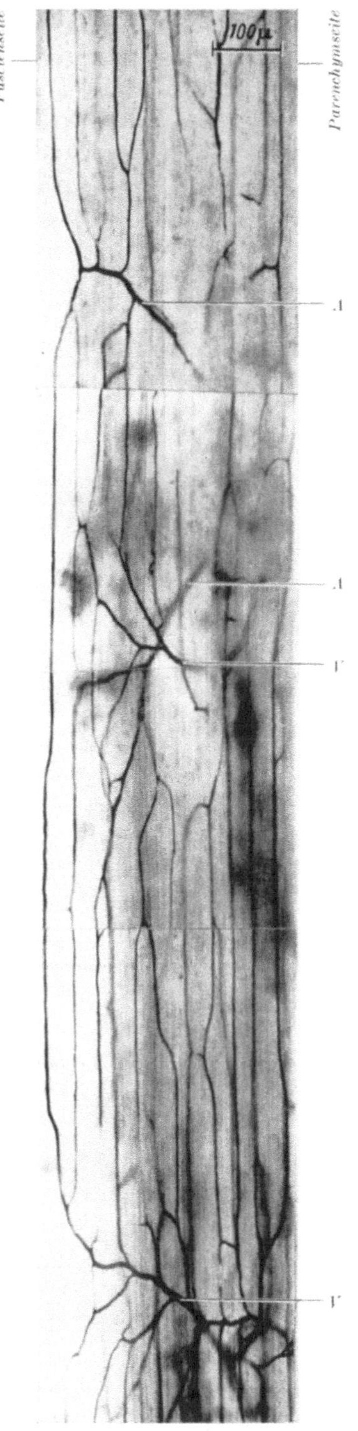

Abb. 9. Terminale Strombahneinheiten (M. rectus abdominis, Kaninchen). Beachte die unterschiedliche Capillarlänge sowie die
Vermehrung der Haargefäße am venösen Schenkel. Am linken Bildrand eine auffallend lange, unverzweigte Capillare, die bereits innerhalb des Perimysium internum liegt. Technik wie Abb. 6, Photomontage. Vergr. etwa 90 mal

und Anordnung des Fasermaterials viel größere Unterschiede im Gefäßmuster derartiger Hüllsysteme (vgl. Lang 1962) als innerhalb des Muskelparenchyms. Darüber hinaus lassen sich in allen Bindegewebsscheiden Capillaren nachweisen, die eine gewisse Sonderstellung einnehmen, weil sie ohne in das allgemeine Netz eingefügt zu sein, Arteriolen mit Venulen sozusagen unmittelbar verbinden. Diese Gefäße, wir nennen sie „*Bügelcapillaren*" (vgl. Hammersen u.

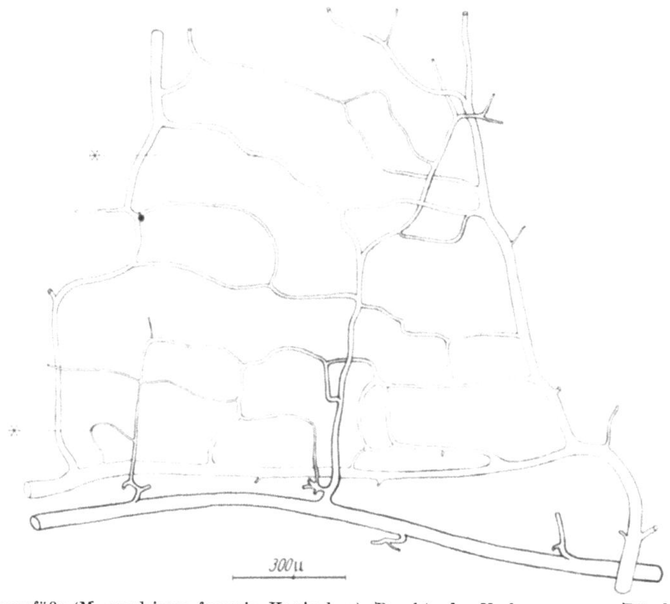

Abb. 10. Fasciengefäße (M. quadriceps femoris, Kaninchen). Beachte das Vorkommen sog. Bügelcapillaren (*). Zeichnung nach einem gelatine-injizierten und hämalaungefärbten Häutchenpräparat. Arterien stärker konturiert. Vergr. etwa 50 mal

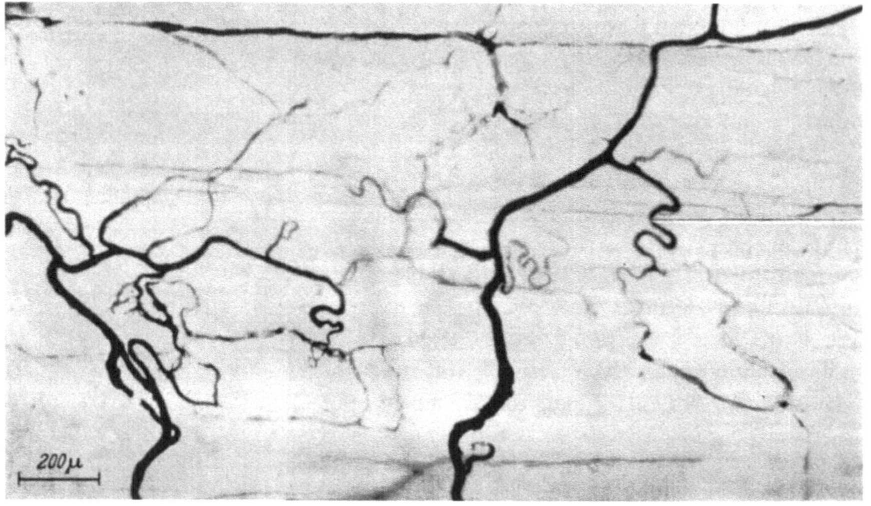

Abb. 11. Weite und geschlängelte Arteriolen (*) aus der subfascialen Verschiebeschicht (M. adductor magnus, Kaninchen). Technik wie Abb. 3. Vergr. etwa 55 mal

STAUBESAND 1961), stellen einfache Endothelrohre dar. Sie lassen sich auch an anderen bindegewebigen Hüllen wie Periost und Organkapseln nachweisen (HAMMERSEN u. SEIDEMANN, in Vorbereitung; HAMMERSEN u. STAUBESAND 1961, HAMMERSEN 1963a, b; HAMMERSEN, in Vorbereitung). Bei Anwendung ungeeigneter Methoden, vor allem solcher, die keine Rückschlüsse auf den Wandbau der untersuchten Gefäße zulassen, können Bügelcapillaren leicht als arterio-venöse Anastomosen fehlgedeutet werden; aber auch dann ist Vorsicht geboten, wenn nach sog. Doppelinjektionen, d. h. gleichzeitiger Füllung des arteriellen *und* venösen Schenkels mit gefärbten, erstarrenden Massen von der wenig überzeugenden

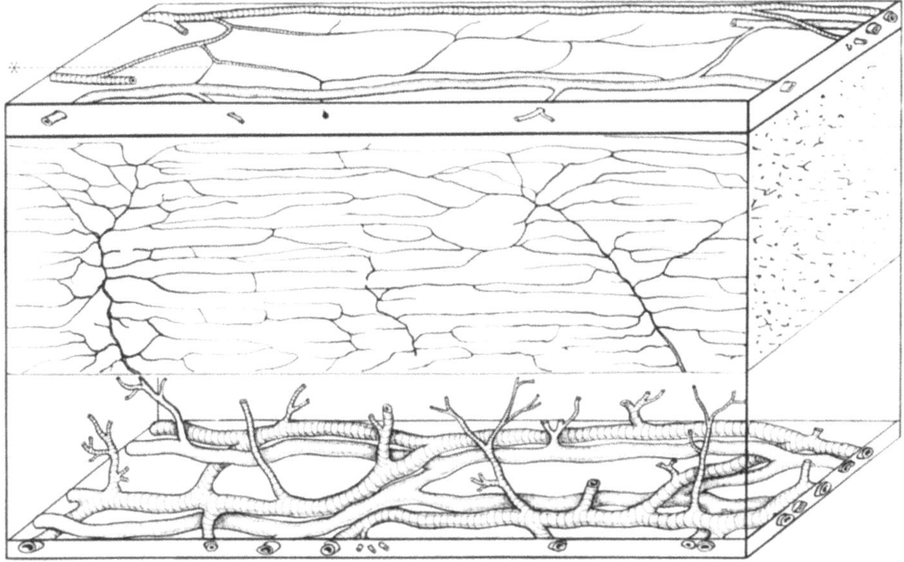

Abb. 12. Das Gefäßmuster des Muskels (Schema). Oben und unten im Bild — durch Doppelkonturen hervorgehoben — Anteile der bindegewebigen Hülle mit Arterien- und Venennetzen sowie spärlichen Capillaren stellenweise in der Form von „Bügelcapillaren" (*). Arterien geringelt, Venen punktiert. Dazwischen die typischen Capillarmaschen des Muskelparenchyms. Im unteren Sektor sind aus Gründen der Übersicht die Capillaren nicht dargestellt

Voraussetzung ausgegangen wird, daß bereits die *Farbe* des künstlichen Gefäßinhaltes Schlüsse auf den Charakter des vorliegenden Strombahnabschnittes zulasse. Aus diesen Gründen mißtrauen wir der Deutung der Befunde von SAUNDERS u. Mitarb. (1957), zumal wir der Ansicht sind, daß die von ihnen beschriebenen "a-v bridges" unseren Bügelcapillaren entsprechen und damit sehr wahrscheinlich nicht im Muskelparenchym, sondern in dessen bindegewebigen Hüllmembranen lokalisiert sind. Obgleich man in einem Organ mit stark wechselnder Durchblutung bestimmte morphologisch faßbare Gefäßsperren oder -kurzschlüsse wie „Polsterarterien", „echte arterio-venöse Anastomosen" u. ä. erwarten könnte, haben wir solche speziellen Vorrichtungen stets vermißt. Die wenigen morphologischen Angaben, die sich auf derartige Gefäße beziehen (BUCCIANTE 1949; PIRRO 1950), sind wenig überzeugend belegt (vgl. Abb. 1 und 2 bei PIRRO 1950). Die von PIRRO (1950) beschriebenen polypoiden Polster ("cuscinetti polipoidi") in den Muskelarterien stellen keineswegs Stromregulatoren dar, sondern sind als

Fehldeutungen von Schnittartefakten („invaginierten Arterienstümpfen") anzusehen (Staubesand u. Andres 1955).

Als regionale Besonderheiten der innerhalb der Hüllsysteme verlaufenden Gefäße fassen wir weite, aus der Tiefe der Muskulatur in die subfascialen Verschiebeschichten aufsteigende Arteriolen auf, die oft stark geschlängelt sind und auch an ihren Capillarabgängen haken- und s-förmige Krümmungen aufweisen. Wahrscheinlich handelt es sich hierbei um einfache Reservewindungen, die sich durch Streckung den mechanischen Beanspruchungen während der Verschiebung des Muskels gegen seine Hülle anpassen (Abb. 11).

F. Zusammenfassung

Die zuleitende Strombahn der Skeletmuskulatur entwickelt innerhalb der membranartigen Hüll- und Verschiebeschichten des Perimysiums flächenhafte Systeme größerer und kleinerer „verbundener" Arterien. Von uns werden sie als Netze I. und II. Ordnung, von Saunders und seinen Mitarbeitern als "macro"- und "micro-mesh" beschrieben. Eigene Untersuchungen an Extremitätenmuskeln des Kaninchens und der Ratte bestätigen die Vorstellung, daß die Arteriennetze durchaus nicht *überall* und sozusagen wahllos die Muskulatur durchziehen, sondern ausschließlich in den Hüllen des interstitiellen Bindegewebes verlaufen (Staubesand 1959).

Vom Netz II. Ordnung dringen baum- oder kandelaberartig verzweigte Endarterien in die Muskulatur ein. Sie speisen ein charakteristisches, faserparalleles Capillarbett, dessen Netze venenwärts dichter und unregelmäßiger werden. Weder am gefärbten dünnen Schnitt noch im injizierten und aufgehellten Dickschnittpräparat lassen sich innerhalb der Capillaren besondere, durch anatomische Merkmale ausgezeichnete Kurzschlußwege erkennen. Echte arteriovenöse Anastomosen, d. h. derivatorische Gefäßstrecken des einen oder anderen Typs, werden ebenfalls vollständig vermißt.

Die Capillaren des Perimysiums bilden unregelmäßigere und weitmaschigere Netze als die des Muskelparenchyms. In Fascien und interstitiellen Bindegewebsbereichen kommen Bügelcapillaren vor, die sich zwanglos mit dem geringeren Verbrauchspotential des Bindegewebs erklären lassen, aber auch im Rahmen der gesamten Muskeldurchblutung eine Rolle spielen könnten.

Literatur

Algire, G. H., and R. M. Merwin: Vascular patterns in tissues and grafts within transparent chambers in mice. Angiology 6, 311—318 (1955).

Bischoff, R.: Ergebnisse der mikroskopischen Untersuchung der Blutströmung im Skeletmuskel der Ratte. Diss. med. Halle, 1902.

—, u. G. Ricker: Ergebnisse der mikroskopischen Untersuchung der Blutströmung im Skeletmuskel der Ratte. Z. ges. exp. Med. 82, 85—113 (1932).

Blomfield, L. B.: Intramuscular vascular patterns in man. Proc. roy. Soc. Med. 38, 617—618 (1944/45).

Bostroem, B., u. W. Schoedel: Über die Durchblutung der arterio-venösen Anastomosen in der hinteren Extremität des Hundes. Pflügers Arch. ges. Physiol. 256, 371—380 (1953).

Brasch, J. C.: Neurovascular hila of limb muscles. Edinburgh and London: Livingstone 1955.

Bucciante, L.: Anastomosi artero-venose e dispositivi regolatori del flusso sanguigno. Monit. zool. ital. 57, (Suppl.) 3—11 (1949).

Campbell, J., and C. M. Pennefather: An investigation into the blood supply of muscle, with special reference to war surgery. Lancet 1919 I, 294—296.

Chambers, R., and B. W. Zweifach: Topography and function of the mesenteric capillary circulation. Amer. J. Anat. 75, 173—205 (1944).

— — Functional activity of the blood capillary bed, with special reference to visceral tissue. Ann. N. Y. Acad. Sci. 46, 683—694 (1945/46).

Clark, Le Gros W. E.: The vascularisation of muscles. Ann. meeting Brit. Orthop. Ass. 15./16. 12. 1944 in London. Ref. in: Lancet 1945 I, p. 17.

—, and L. B. Blomfield: The efficiency of intramuscular anastomoses, with observations on the regeneration of devascularized muscle. J. Anat. (Lond.) 79, 15—32 (1945).

Cohnheim, J.: Untersuchungen über die embolischen Prozesse. Berlin: Eugen Hirschwald 1872.

Dieter, E.: Über das Vorkommen arterio-venöser Anastomosen im Skeletmuskel. Pflügers Arch. ges. Physiol. 258, 470—474 (1954).

Duyff, J. W.. u. H. D. Bouman: Über die Kapillarisation einiger Kaninchenmuskeln. Z. Zellforsch. 5, 596—614 (1927).

Eisler, P.: Die Muskeln des Stammes. In: v. Bardelebens Handb. d. Anat. d. Menschen, II. Bd., 2. Abt., 1. Teil. Jena: Gustav Fischer 1912.

Feneis, H.: Über die Anordnung und die Bedeutung des Bindegewebes für die Mechanik der Skeletmuskulatur. Morph. Jb. 76, 161—202 (1935).

— Beiträge zur inneren Mechanik des Skeletmuskels. Anat. Anz. 85 (Erg.-H.), 108—110 (1937).

— Zur Entfaltung des Skeletmuskels. Morph. Jb. 91, 552—567 (1951).

Häggquist, G.: Gewebe und System der Muskulatur. In: v. Möllendorffs Handb. d. mikr. Anat. d. Menschen, Bd. II/3, Berlin: Springer 1931.

— Gewebe und System der Muskulatur. Ergänzung zu Bd. II/3. In: v. Möllendorff-Bargmanns Handb. d. mikr. Anat. d. Menschen, Bd. II/4, Berlin-Göttingen-Heidelberg: Springer 1956.

Hammersen, F.: Die Angioarchitektonik der Dura mater encephali. I. Zur Problematik der sog. Mäandergefäße und Knäuelarterien. Z. Zellforsch. 59, 153—164 (1963a).

— Über das feinere Gefäßmuster in der Dura mater encephali des Menschen (Demonstration). 59. Vers. Anat. Ges. 23.—26. 4. 1963 in München. Anat. Anz. (Erg.-H.) im Druck.

— Zur Angioarchitektonik der Dura mater encephali. II. Das terminale Strombett. (In Vorbereitung.)

—, u. I. Seidemann: Ein Beitrag zum Gefäßmuster der Knochenhaut. (In Vorbereitung.)

—, u. J. Staubesand: Über die Stromwege in der Nierenkapsel von Mensch und Hund; zugleich ein Beitrag zum Begriff der arterio-venösen Anastomosen. Angioarchitektonische Studien an der Niere. III. Mitteilung. Z. Anat. Entwickl.-Gesch. 122, 363—381 (1961).

Heilemann, H.: Das Verhalten der Muskelgefäße während der Kontraktion. Arch. Anat. Physiol. 45—53 (1902).

Hösslin v., H.: Beitrag zur Mechanik der Blutbewegung. Dtsch.Arch. klin. Med. 66, 103—130 (1899).

Hyman, Ch., S. Rosell, A. Rosén, R. R. Sonnenschein and B. Uvnäs: Effects of alterations of total muscular blood flow on local tissue clearance of radio-iodide in the cat. Acta physiol. scand. 46, 358—374 (1959).

Illig, L.: Die terminale Strombahn. Capillarbett und Mikrozirkulation. Pathologie und Klinik in Einzeldarstellungen. Bd. X. Berlin-Göttingen-Heidelberg: Springer 1961.

Krogh, A.: Anatomie und Physiologie der Kapillaren. 2. Aufl. übersetzt von Dr. W. Feldberg. Berlin: Springer 1929.

Lambert, J.: Mise en évidence expérimentale de shunts circulatoires fonctionnels dans le muscle strié. C. r. II. Congr. internat. d'Angéiologie, Fribourg (Suisse) 429—433 (1955).

Lang, J.: Über die Textur und die Vascularisation der Fascien. Acta anat. (Basel) 48, 61—94 (1962).

Lee, J., Ching-Yuen: Vascular patterns in the red and white muscles of the rabbit. Anat. Rec. 132, 597—612 (1958).

Martin, E. G., E. C. Wooley and M. Miller: Capillary counts in the resting and active muscles. Amer. J. Physiol. 100, 407—416 (1932).

Pearson, C. M.: Circulation in skeletal muscle. In D. I. Abramson: Blood vessels and lymphatics. New York and London: Academic Press 1962.

Petrén, T.: Die totale Anzahl der Blutkapillaren im Herzen und Skeletmuskulatur bei Ruhe und nach langer Muskelübung. Verh. Anat. Ges. 43, 165—170 (1936).

— T. Sjöstrand u. B. Sylvén: Der Einfluß des Trainings auf die Häufigkeit der Kapillaren in Herz- und Skeletmuskulatur. Arbeitsphysiologie 9, 376—386 (1936).

Pfaff, G. H.: A quantitative study of the capillary supply in certain mammalian skeletal muscles. Anat. Rec. 46, 401—405 (1930).

Pirro, A.: Dimostrazione istologische di anastomosi artero-venose e dispositivi di blocco nelle minute arterie dei muscoli articolari del ginocchio. Bol. Soc. ital. Biol. sper. 26, 546—548 (1950).

Power, R. W.: Gas gangrene with special reference to vascularization of muscle. Brit. Med. J. 1945 I, 656—658.

Ranvier, P. L.: Note sur les vaisseaux sanguins et la circulation dans les muscles rouges. Arch. Physiol. norm. path. 6, 446—450 (1874).

Rein, H.: Die bestimmenden Faktoren für die Vasomotorik der Ruhedurchblutung des Skeletmuskels. Pflügers Arch. ges. Physiol. 248, 100—110 (1944).

Rous, P., H. P. Gilding and F. Smith: The gradient of vascular permeability. J. exp. Med. 51, 807—830 (1930).

Salmon, M., et J. Dor: Artères des muscles des membres et du tronc. Paris: Masson et Cie. 1933.

Saunders, R. L. de C. H., E. J. Lawrence, D. A. Maciver and N. Nemethy: The anatomic basis of the peripheral circulation in man. On the concept of the macromesh and micromesh as illustrated by the blood supply of muscle in man. In: Redish, L., F. F. Tango and Ch. Saunders: Peripheral circulation in health and disease. New York: Grune & Stratton 1957.

Schroeder, W.: Zur Physiologie der arterio-venösen Anastomosen. Verh. dtsch. Ges. Kreisl.-Forsch. 18, 289—304 (1952).

— Der Saftstrom (Kapillaraustausch) bei den höheren Wirbeltieren. In: K. Fr. Bauer: Medizinische Grundlagenforschung. Bd. III, Stuttgart: Georg Thieme 1960.

— Der physiologische Nachweis arterio-venöser Kurzschlüsse in der Skeletmuskulatur. Pflügers Arch. ges. Physiol. 273, 281—287 (1961).

Smith, F., and P. Rous: The gradient of vascular permeability. II. The conditions in frog and chicken muscle, and in the mammalian diaphragm. J. exp. Med. 53, 195—217 (1931).

Smith, R. D., and R. P. Giovacchini: On vascular patterns in red and white muscles. Anat. Rec. 118, 355—356 (1954).

Spalteholz, W.: Die Vertheilung der Blutgefäße im Muskel. Abh. sächs. Ges. Wiss., phys.-math. Kl. 14, 509—528 (1888).

— Die Vertheilung der Blutgefäße in der Haut. Arch. Anat. Physiol. 1—54 (1893).

— „Endarterien" historische und kritische Studie. Ergebn. Anat. Entwickl.-Gesch. 33, 21—30 (1941).

Staubesand, J.: Funktionelle Morphologie der Arterien, Venen und arterio-venösen Anastomosen. In: M. Ratschow: Angiologie, Pathologie, Klinik und Therapie der peripheren Durchblutungsstörungen. Stuttgart: Georg Thieme 1959.

— Der Raumfaktor als prägendes Prinzip des präterminalen Strombahnmusters. Bibl. Anat. 1, 317—322 (1961).

—, u. K. H. Andres: Beobachtungen an durchtrennten Arterien. Ein Beitrag zur Histophysiologie der spontanen Blutstillung. Arch. Kreisl.-Forsch. 23, 242—271 (1955).

Stoel, G.: Über die Blutversorgung von weißen und roten Kaninchenmuskeln. Z. Zellforsch. 3, 91—98 (1925).

Walls, E. W.: The microanatomy of muscle. In: G. H. Bourne: Structure and Function of Muscle. Vol. I, New York and London: Academic Press 1960.

Wollenberg, G. A.: Die Arterienversorgung von Muskeln und Sehnen. Z. orthop. Chir. 14, 312—331 (1905).

Zweifach, B. W., and D. B. Metz: Selective distribution of blood through the terminal vascular bed of mesenteric structures and skeletal muscle. Angiology 6, 282—289 (1955).

Der Feinbau von Capillaren[1]

Von

H. Ruska

Mit 5 Abbildungen

Der unterschiedliche Bau der Capillarwände in verschiedenen Organen ermöglicht der Elektronenmikroskopie einen Beitrag zum Problem der Capillar-
permeabilität zu leisten. Schon Starling (1894) hatte festgestellt, daß Darm- und
Lebercapillaren durchlässiger sind als die Capillaren der meisten anderen Organe.
Mit Hilfe des Lichtmikroskops waren jedoch Zusammenhänge zwischen Wandbau
und Durchlässigkeit kaum aufgefallen. Seit einigen Jahren steht außer Zweifel,

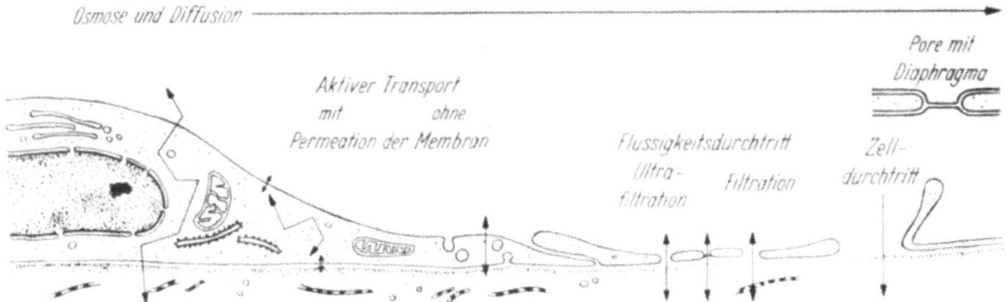

Abb. 1. Erklärung s. Text. Rechts oben ist ein Endothelfenster höher vergrößert, mit dreischichtiger Membran
dargestellt. Das Diaphragma muß von der Mittelschicht und *zwei* Außenschichten der Plasmamembran gebildet
werden. Die innere dem Cytoplasma anliegende Schicht fehlt. Die Porenbildung kann an sich berührenden
Plasmamembranen durch Retraktion der inneren Schicht erfolgen

daß solche Zusammenhänge vorliegen, aber für eine in jeder Hinsicht befriedi-
gende Klärung sind auch die elektronenmikroskopischen Beobachtungen unzu-
reichend.

Das Schema der Abb. 1 zeigt an einem Längsschnitt durch ein Stück Capillarwand, welche Strukturen festgestellt wurden. Die Gefäßinnenseite ist nach oben,
die Außenseite nach unten gerichtet. Vom Kerngebiet einer Endothelzelle aus
(links) verjüngt sich die Zelldicke nach rechts bis zu einer Intercellularfuge.

Einstülpungen der inneren und der äußeren Plasmamembran und aus diesen hervor-
gehende cytoplasmatische Bläschen sollen veranschaulichen, daß durch Membranvesikulation
ein Transport durch das Endothel stattfinden kann (Palade, 1956). Diese Art des Transportes
durch eine Zellschicht bezeichneten Moore und Ruska (1957) als Cytopempsis, um die

---

[1] Von den etwa 50 gezeigten elektronenmikroskopischen Aufnahmen erscheint eine größere
Anzahl in einem Beitrag über "Structure of Capillaries and Response to Chemical Injuries"
in "Injury, Inflamation and Immunity", herausgegeben von Lewis Thomas, Baltimore:
Williams and Wilkins (im Druck). Es wird hier nur ein Auszug des in Bad Oeynhausen ge-
haltenen Vortrags wiedergegeben.

Erscheinung der beiderseitigen Vesikulation der Endothelien von der Mikropinocytose zu unterscheiden, die als Transport *in* die Zelle aufgefaßt wird.

Der Intercellularfuge schließt sich die dünne Schicht einer zweiten Endothelzelle an, die von Poren durchbrochen wird oder durch Poren mit Diaphragmen gefenstert ist.

Nach Gewebeeinbettung in Epon und Kontrastierung der Schnitte mit Bleihydroxyd findet sich nämlich ein Verschluß der Poren durch ein Diaphragma dargestellt. Es wird von Rhodin (1962,1) als Fortsetzung der Plasmamembran aufgefaßt, könnte aber auch durch eine Reaktion an der Grenzfläche der Basalmembran entstehen.

Nach außen (unten) folgt das Capillargrundhäutchen, eine Basalmembran mit einigen Reticulinfibrillen. Die transcellulären Poren ermöglichen einen Austausch über die Diaphragmen und die Basalmembran (Ultrafiltration) oder auch ohne diese Schranken (Filtration). Rechts im Schema ist eine Intercellularfuge geöffnet (Zelldurchtritt). Ein Pericyt ist nicht dargestellt, da nur die Wanddurchlässigkeit berücksichtigt werden soll. (Der Wandbau größerer Gefäße wird eingehend bei Rhodin [1962,2] behandelt.) Insgesamt ist mit 5 verschiedenen Austauschwegen zu rechnen:

1. Über innere Plasmamembran, Cytoplamasschicht, äußere Plasmamembran und Basalmembran.

2. Entlang der Intercellularfuge und durch die Basalmembran.

3. In die Invaginationen und Vesikel und durch die Basalmembran.

4. Durch transcelluläre Poren (evtl. über Diaphragmen) und die Basalmembran, und schließlich

5. durch unbedeckte Poren.

Wandbezirke mit geschlossener Protoplasmaschicht des Endothels und Endothelfugen kommen jeder Capillare zu, nicht jedoch alle im Schema gezeigten Besonderheiten. Die Vesikulation der Plasmamembranen ist beispielsweise an normalen Capillaren des Zentralnervensystems geringfügig, an Hautcapillaren etwas stärker und an Muskelcapillaren sehr ausgeprägt. Poren fehlen den Capillaren des Zentralnervensystems, sind in Muskelcapillaren kaum anzutreffen, machen aber an manchen Capillaren der endokrinen Organe und der Darmschleimhaut größere Areale und vor allem an der Niere etwa 30% der Gesamtfläche aus. In den Sinuscapillaren der Leber fehlt der porösen Wand die äußere Bedeckung durch eine Basalmembran (s. z. B. die jüngste Darstellung von Cossel 1962) und auch Diaphragmen können in den Poren nicht ausgebildet sein, falls sich die Grenzfläche einer Basalmembran an der Diaphragmabildung beteiligt.

Für die funktionelle Bedeutung der Strukturen sind folgende in Nanometer gegebenen Maße interessant (1 nm = 10^{-9} m, in früherer Schreibweise = 1 mμ = 10 AE):

Dicke des Diaphragmas der Poren 6
Dicke der Plasmamembran 8
Breite der Intercellularfuge 10
Dicke der Basalmembran . . . . 10 bis 20
Durchmesser der Invaginationen bzw. Vesikel . . . . . 70 bis 100
Durchmesser der Poren . . . . 70 bis 100
Gesamtdicke der Capillarwände in verschiedenen Organen 30 bis über 1000

Demgegenüber beträgt der Durchmesser der hydratisierten Ionen

    von Chlor und Kalium . . . . knapp 0,4
    von Natrium . . . . etwas über 0,5
    von Calcium . . . . nahezu 1,0
    und von Magnesium . . . . etwas über 1
    Harnstoff mißt 0,6
    Glucose 0,9
    und Aminosäuren bleiben im Querdurchmesser . unter 1,0
    erreichen jedoch Längen von . . . . über 1
    Die Abmessungen des Serum-Albumins betragen . . . . 15×4
    der Serum-Globuline . . . . bis 30×5
    aber auch . . . . 18×18
    und die des Fibrinogens . . . . 70×4

Hydratisierte Ionen und kleine organische Moleküle müssen demnach beim Durchtritt durch Plasmamembranen Kanäle durchlaufen, deren Durchmesser an 1 nm herankommen und deren Längen oft das 10−20fache des Durchmessers betragen. Auch die Basalmembran muß Lücken in der Größenordnung von 1 nm besitzen. CAESAR (unveröffentlicht) hat ins Blut injiziertes Ferritin zwischen den beiden Blättern der Basalmembran des Nierenglomerulums nachweisen können. Danach durchsetzten etwa 5 nm große Partikel die erörterten Diaphragmen der Poren und die Basalmembran. Die morphologische Deutung steht vor der schwierigen Situation, daß feine Kanäle, die in den Membranen sein müssen und bei maximaler optischer Auflösung nachzuweisen sein sollten, sich dem Nachweis noch entziehen, und daß die leicht sichtbaren großen Poren in keinem limitierenden Verhältnis zu irgendwelchen Molekülgrößen stehen.

Zweifellos verteilen sich viele niedermolekulare Substanzen innerhalb und außerhalb jedes Wandtypus der Capillaren entsprechend der osmotischen Partialdrücke. Für diese Stoffgruppe können die verschiedenen Membranen keinen erheblichen Diffusionswiderstand darstellen. Für Substanzen aber, die die Plasmamembran nicht permeieren (Proteine) oder die aktiv aus dem Cytoplasma der Endothelzellen herausgehalten werden (Na⁺), können sehr verschiedene Konzentration beiderseits der Capillarwand bestehen, falls keine anderen Ausgleichswege vorliegen. Als zusätzliche Durchtrittswege reichen Capillarfugen sicher nicht aus, wenn größere Mengen von Wasser und Na⁺ die Wand passieren müssen (Niere). Für diese Anforderung finden sich immer Poren. Die Bedeutung der Intercellularfugen für den Durchtritt weißer Blutzellen und die Öffnung der Fugen unter dem Einfluß von Histamin und Serotonin sind dagegen erwiesen (MAJNO und PALADE 1961).

Experimentell erwiesen ist auch der Transport durch Cytopempsis (STAUBESAND 1960). Es ist aber für Capillaren, deren Wandstruktur ganz von diesem Prozeß beherrscht wird (Herz- und Skeletmuskulatur) noch unbekannt, welche Bedeutung der Cytopempsis physiologischerweise zukommt. Selbst eine Bedeutung für den Gasaustausch ist erörtert worden (MACHER u. VOGELL 1962). Vielen Zellen mit sehr lebhaftem eigenen Gaswechsel (Nierenepithelien, Nervenzellen) und damit auch Gasaustausch fehlt aber die Vesikulation der Plasmamembran, während sie an anderen Zellen mit sicherlich geringerem Gaswechsel (glatte Muskulatur, Abb. 2) sehr lebhaft ist. Falls der Inhalt der Vesikel unverändert die Wand passiert, hat die Cytopempsis im Hinblick auf die beförderten Substanzen qualitativ den gleichen Effekt wie die Ausstattung der Wand mit offenen Poren.

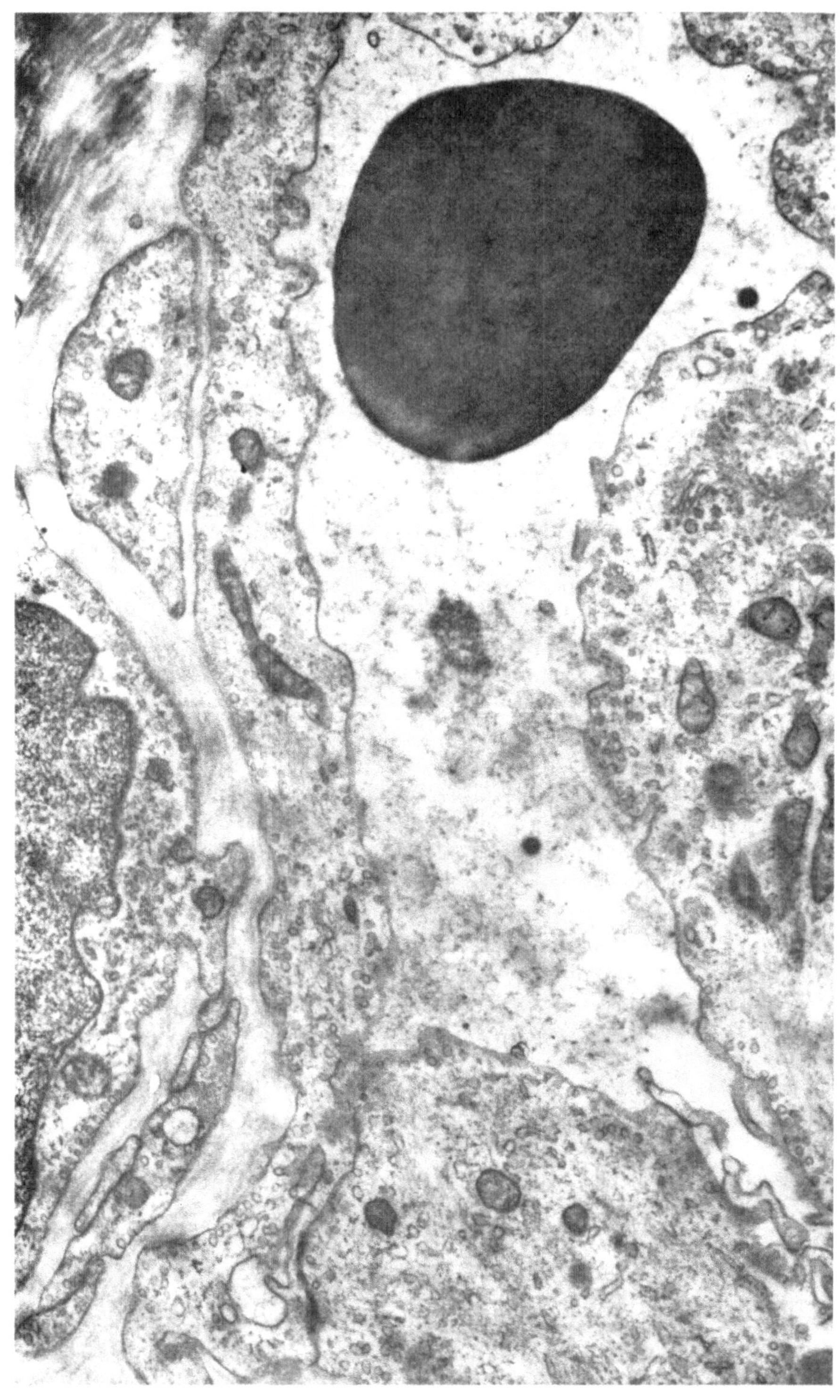

Abb. 2. Capillare aus menschlichem Uterus mit lebhafter Vesikulation der Plasmamembranen des Endothels und der Pericyten (links außen). Die feinen Filamente im Cytoplasma des Endothels kommen nicht allen Capillarendothelien zu. 25 000: 1

Es kommt, wenn die Transportrichtung von innen nach außen betrachtet wird, Blutplasma an die Basalmembran heran. Falls aber nach den Befunden von RHODIN und anderen Autoren mit einem Diaphragma über den Poren gerechnet werden muß (Abb. 3), können Eigenschaften des Diaphragmas die Zusammensetzung des Filtrats beeinflussen. Das Filtrationsprodukt wäre dann von dem

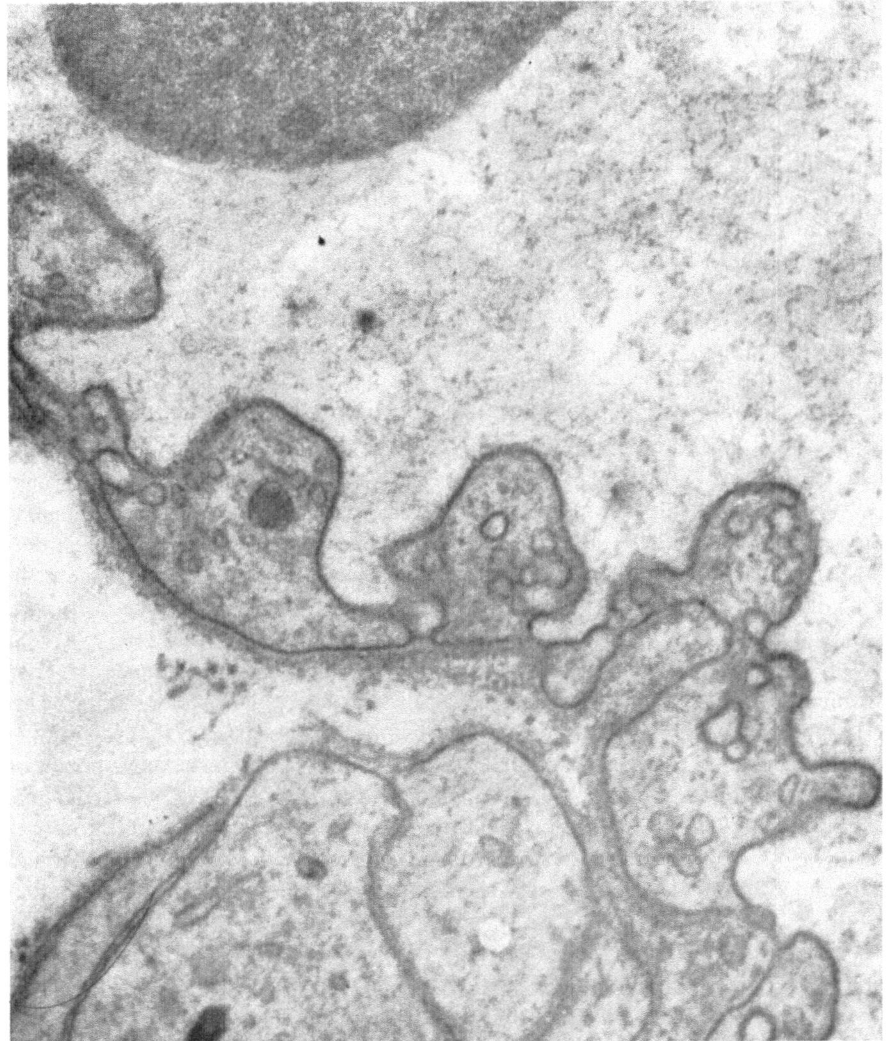

Abb. 3. Capillarwand aus dem Dünndarm der Maus. Oben Erythrocyt, unten markloser Nerv, dazwischen Basalmembran und Endothel. An vier Stellen der Capillarwand sind Poren außer von der Basalmembran von einem Diaphragma überbrückt. 45000 : 1

durch Cytopempsis oder offene Poren an die Basalmembran herangebrachten Blutplasma verschieden. Ebenso würden auf dem umgekehrten Weg verschiedene Lösungsgemische dem Blut zugeführt. Über die Poren mit oder ohne Diaphragma ist sicher mit geringerem Widerstand als über das geschlossene Endothel ein

Ausgleich von osmotischem Druck und ebenso von hydromechanischem Druck unter gleichzeitiger Mitführung gelöster Bestandteile möglich (Niere). Die Basalmembran bildet für beide Durchtrittsmechanismen eine Schranke. Die Schranke fehlt allerdings in Lebercapillaren, wo Serumproteine und Chylomicronen durch Poren und Intercellularlücken ungehindert in den Disseschen Raum und zwischen die Leberzellen bzw. umgekehrt gelangen können (Caesar 1961).

Es sind also Osmose und für viele Substanzen Diffusion über die ganze Capillaroberfläche möglich. In Capillargebieten mit Poren und Basalmembran kommen zu diesen Mechanismen die Ultrafiltration, wo offene Poren ohne Basalmembran vorliegen die Filtration, und an Capillarstrecken mit lebhafter Membranvesikulation die Cytopempsis. Nicht zuletzt ist daran zu denken, daß in der Plasmamembran der Capillarwand und damit auch an den Membranen der Vesikel wie an den Membranen aller Zellen Transportmechanismen wirksam sein können, von denen im elektronenmikroskopischen Äquivalentbild bislang nichts zu sehen ist. Die Permeabilität der Plasmamembran und ihre aktive Transportleistung[1] gehen damit als weitere Faktoren in die komplexe Durchlässigkeit der gesamten Capillarwände ein.

Wenn Flüssigkeit die arterielle Seite der Capillaren unter hydromechanischem Druck verläßt und in die venöse Seite infolge des angewachsenen kolloidosmotischen Drucks zurückkehrt, dann kann der kolloidosmotische Druck innerhalb der Capillare sich nach außen nur auswirken, wenn Poren vorhanden sind, oder wenn auch die dünne Cytoplasmaschicht des Endothels die Erhöhung des Drucks mitmacht. Unterschiede im Wandbau arterieller und venöser Capillarschenkel (abgesehen von der Dicke) sind nicht sicher festgestellt. Es ist sehr wahrscheinlich, daß bei verschiedenem Wandbau gleichhohe hydromechanische bzw. osmotische Druckdifferenzen quantitativ und qualitativ verschiedene Transportleistungen zur Folge haben.

Die strukturellen Besonderheiten der Capillaren in den verschiedenen Organen sind nicht völlig fixiert. Einwirkung von Alkohol und Cyankalivergiftung führt z. B. zu einer Capillarerweiterung, bei der die protoplasmatische Schicht dünner wird und die Membranvesikulation je nach der Art der Einwirkung zunehmen oder auch schwinden kann. Ein Überangebot von Kalium-, Lithium- oder Magnesiumionen kann die Vesikulation erhöhen. Es macht nach Hoff und Leuwer (1923) die Wände von Hautgefäßen durchlässig für kolloide Farbstoffe. Kalium kann außerdem das Endothel zur Schwellung bringen (Abb. 4). Unter Calciumeinfluß ist Durchtritt von Fibrin beobachtet worden (Birkhoff 1962). Die Resorption von reinem Wasser und von Netzmittellösungen kann die Vesikulation und Porosität der Schleimhautcapillaren des Darms vermehren (C. Ruska 1960). Autolytische Prozesse können nach Versuchen mit der Niere das Endothel von der Basalmembran lösen und die Porenbildung verringern (Caesar, unveröff.).

Fast immer lassen sich die eintretenden Veränderungen auf die Plasmamembran der Capillaren beziehen. Sei es, daß die Permeabilität der Membran eine Rolle spielt, wie bei einigen Ionenwirkungen, sei es, daß die Membran mit einer Veränderung ihrer Vesikulation, Porenbildung oder Fenestration reagiert. Es ist noch ungeklärt, ob die Invaginationen, die zur Vesikulation führen, durch

---

[1] Siehe z. B. Biochemie des aktiven Transports, Berlin-Göttingen-Heidelberg: Springer-Verlag 1961.

den Zug feiner Filamente an der Membran vom Cytoplasma her (Abb. 2) oder
durch Spannungsänderungen in den drei Schichten der Membran (Abb. 5) bzw.
an ihren vier Grenzflächen zustande kommen (C. RUSKA 1962). Untersuchungen

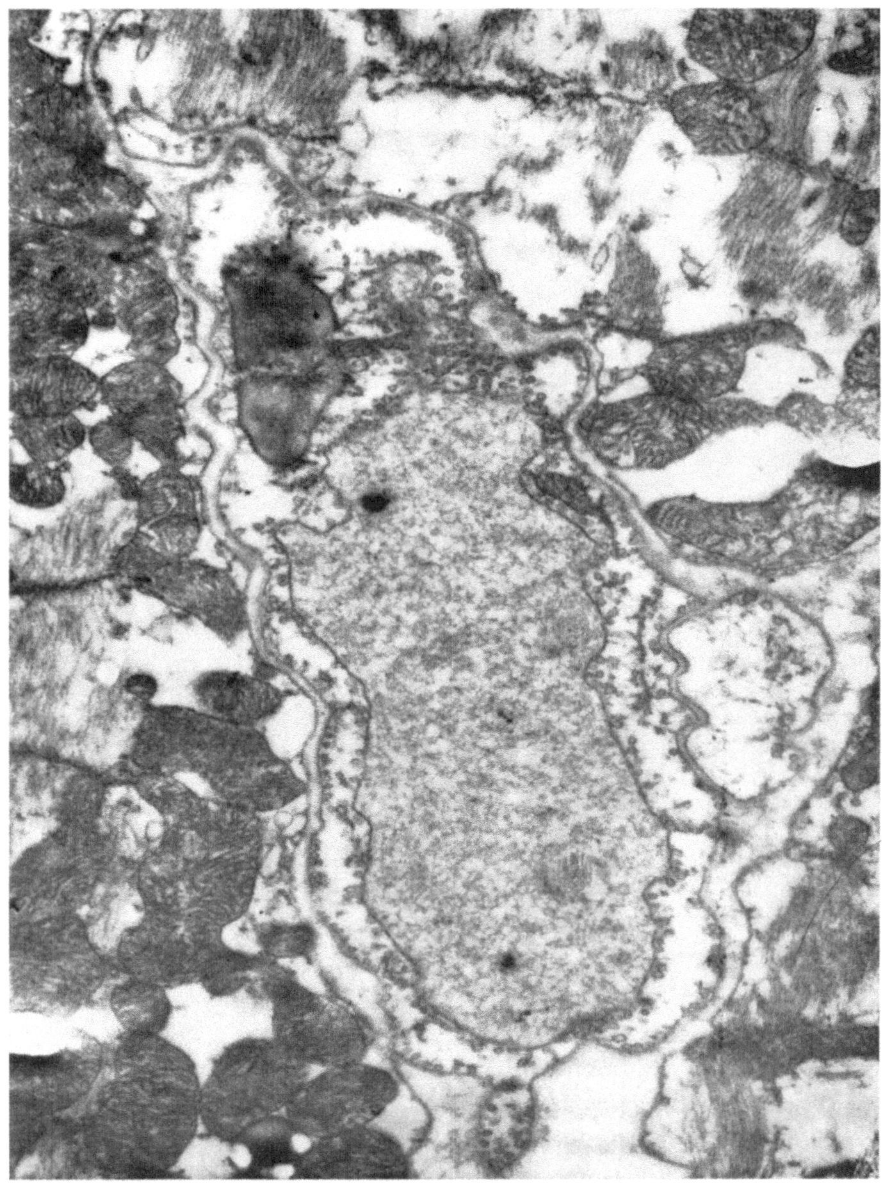

Abb. 4. Capillare aus dem Zwerchfell der Maus. Cytoplasma unter der Einwirkung von KCl etwas geschwollen.
Die Schwellung kann so stark werden, daß es zum Verschluß der Capillaren kommt. (Präparat und Aufnahme von
H. SCHMALBRUCH). 20 000 : 1

der Vesikulation unter verschiedenen Bedingungen und bei höheren elektronenmikroskopischen Auflösungen sind erst begonnen worden. Die im osmiumfixierten

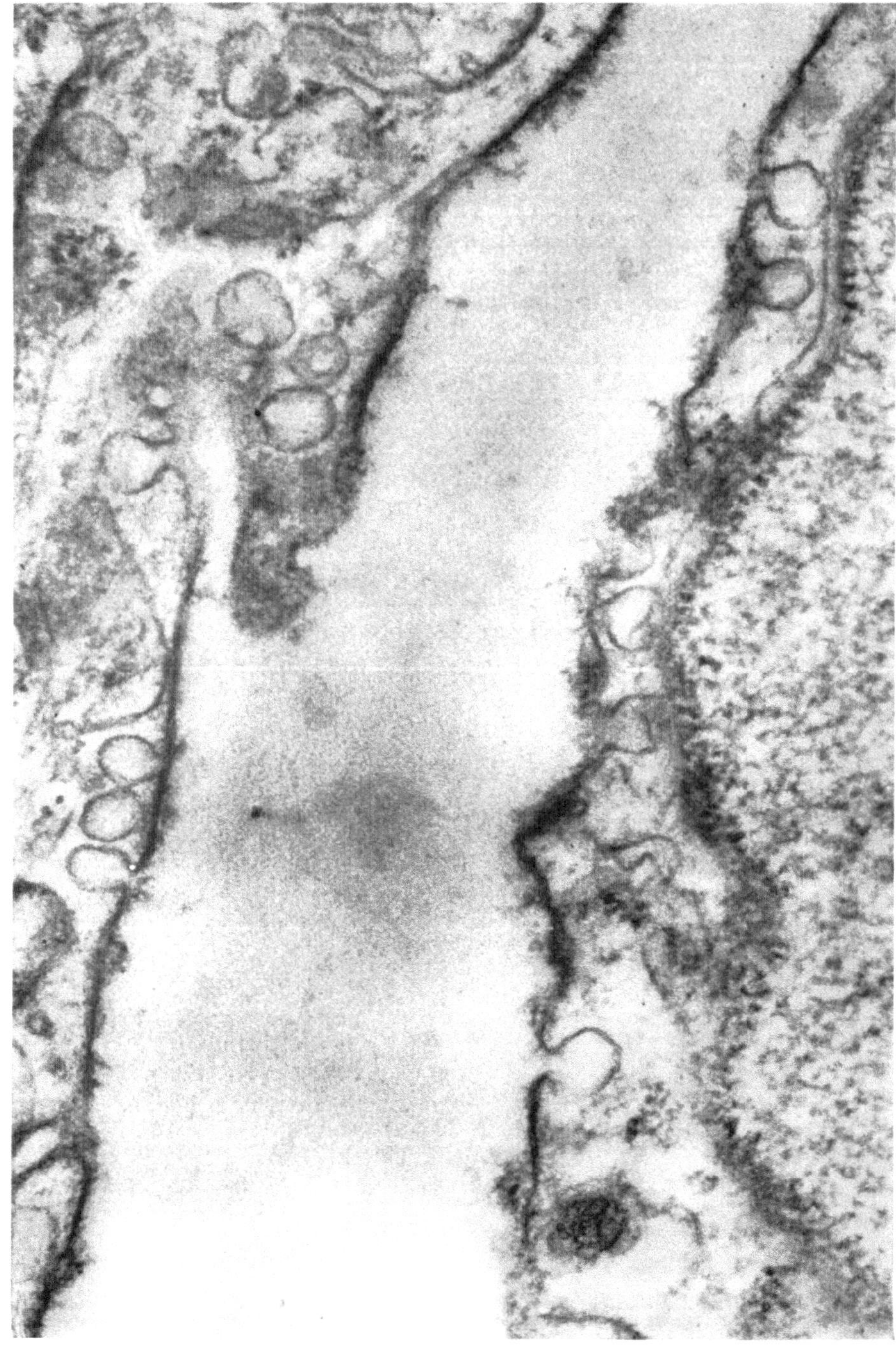

Abb. 5. Capillare aus dem Dünndarm der Maus. Rechts der Rand eines Endothelkerns. Zahlreiche dünnwandige
Invaginationen der inneren Plasmamembran und einzelne Vesikel. An vielen Stellen ist die Schichtung der
Plasmamembran zu erkennen. 80000 : 1

Präparat helle Schicht in der Plasmamembran entspricht, hinsichtlich ihrer Dichte und Breite der hellen Schicht in künstlichen Myelinfiguren. Sie enthält höchstwahrscheinlich die Fettsäureketten der Phosphatide und anderer am Membranaufbau beteiligter Lipoide. Die Lipoidmoleküle stehen senkrecht zur Membran und bilden eine Doppellamelle mit nach außen gerichteten hydrophilen Gruppen. Diesen wiederum liegen beiderseits proteinartige Schichten auf, die gemeinsam mit den hydrophilen Gruppen der Lipoide im osmium-fixierten Präparat die dunklen Konturen der Membranprofile bilden. Man kann an intakten Zellen mit Aceton und Alkohol die jeweils löslichen Fraktionen der Lipoide den Membranen entziehen, die natürlichen Membranen zum Zerfall bringen und künstliche Myelinfiguren mit einzelnen oder periodischen Doppellamellen innerhalb der Zelle wiedergewinnen (C. RUSKA, 1963). Außerdem sind neuerdings von der Flächenansicht der natürlichen Membranen hochvergrößerte Aufnahmen gewonnen worden, die eine regelmäßige Struktur in den Außenschichten zeigen (WHITTAKER und HORNE 1962). Diese jüngsten Verfeinerungen der Membrananalyse werden dazu beitragen, unsere Vorstellungen über die Membranpermeabilität und über die Grundlagen der Vesikulation weiter zu vertiefen.

Die Vesikulationen und auch die transcellulären Poren bzw. Fenster sind, wie gezeigt wurde, nicht permanent. Noch weniger dürfte dies für die einstweilen nicht sichtbar zu machenden Kanäle gelten, die für den Durchtritt von Wasser und gelösten Stoffen durch die dreischichtige Plasmamembran vorausgesetzt werden. Im Gegensatz zu offenen Poren dürften diese Durchtrittskanäle von einer zur anderen Seite keine durchgehend gleichartig gebaute Wand besitzen. Die Eintrittsstelle eines permeierenden Teilchens ist beim Austritt wahrscheinlich schon wieder geschlossen. Wir wissen, daß sich in den dreischichtigen Plasmamembranen die Außen- und Innenschichten physikalisch-chemisch verschieden verhalten (C. RUSKA 1960, 1962). Zieht man diesen Unterschied und die ständigen chemischen Umsetzungen innerhalb der Membranschichten in Betracht, so möchte man die „Kanäle" in der Membran eher als ständig wechselnde Störstellen der Molekularstruktur auffassen, als Störstellen, denen bestimmte, vorübergehende und konstant sich wiederholende Eigenschaften zukommen, die das Spezifische der Permeabilität ausmachen.

Schließlich führt die Membrandiskussion noch einmal zur Frage der offenen oder diaphragmabedeckten Poren zurück. RHODIN hält die Diaphragmen für eine Plasmamembran. Im Bereich der Poren wäre also *eine* Plasmamembran zu durchsetzen, anstatt wie neben den Poren *zwei*, um vom Capillarinneren nach außen zu kommen oder umgekehrt die Wand zu durchqueren. Dies allein würde kaum mehr als einen quantitativen Unterschied der Durchlässigkeit mit sich bringen. Morphologisch läge eine sonst unbekannte Situation vor. Daß nämlich eine Membran sich in zwei gleiche Membranen fortsetzt, ist von keiner anderen Membranstruktur bekannt (s. z. B. H. RUSKA 1962). Man kann diese Schwierigkeit aber umgehen und zudem den Diaphragmen auch einen qualitativen Unterschied gegenüber der Plasmamembran zuschreiben, wenn man bedenkt, daß sich sowohl innen als auch außen auf das Diaphragma die äußere Membranschicht über eine mittlere Lipoidschicht fortsetzt, während die innere, dem Cytoplasma zugekehrte Schicht im Bereich des Diaphragmas fehlt (Abb. 1, Einsatz).

3*

Zusammenfassend sei wiederholt, daß der Bau der Capillaren von Organ zu Organ in einer für die Funktion bedeutungsvollen Weise verschieden ist. Außerdem ist die Capillarwand unter dem Einfluß wechselnder physiologischer Verhältnisse und mehr noch unter dem Einfluß pathogener Noxen veränderlich. Dadurch können sich die Anteile von Osmose, Diffusion, Ultrafiltration, Filtration, Cytopempsis und aktivem Membrantransport durch „Kanäle" oder Störstellen der Molekularstruktur in der Plasmamembran an der Gesamtbilanz des Austausches verschieben.

In erster Linie beruhen Änderungen der gesamten Endothelwand auf Reaktionen der endothelialen Plasmamembranen. Die morphologischen Untersuchungen können bis zum Nachweis der molekularen Schichtung und der Anordnung von Makromolekülen in den Schichten weitergeführt werden. Es liegen erst Anfänge in dieser Richtung vor.

Literatur

BIRKHOFF, D.: Die Zellstrukturen des Dünndarmepithels in ihrer Abhängigkeit von der physikalisch-chemischen Beschaffenheit des Darminhalts. IV. Elektrolyt-Kationen Na^+, K^+, Mg^{2+} und Ca^{2+} als Chloride in blutisotonischen wäßrigen Lösungen. Z. Zellforsch. **56**, 515—539 (1962).

CAESAR, R.: Elektronenmikroskopischer Nachweis von Fettpartikeln im Disseschen Raum. Z. Zellforsch. **54**, 793—802 (1961).

COSSEL, L.: Über den submikroskopischen Zusammenhang der interzellulären Räume und Sinusoide in der Leber. Z. Zellforsch. **58**, 76—93 (1962).

HOFF, F., u. W. LEUWER: Experimentelle Untersuchungen über die Permeabilität der Kapillaren des Menschen. Z. ges. exp. Med. **51**, 1—14 (1926).

MACHER, E., u. W. VOGELL: Elektronenmikroskopische Untersuchungen an Hautkapillaren. Dermatologica **124**, 110—128 (1962).

MAJNO, G., and G. E. PALADE: Studies on Inflamation. I. The Effect of Histamine and Serotonin on Vascular Permeability. J. biophys. biochem. Cytol. **11**, 571—603 (1961).

MOORE, D. H., and H. RUSKA: The fine structure of capillaries and small arteries. J. biophys. biochem. Cytol. **3**, 457—462 (1957).

PALADE, G. E.: The endoplasmic reticulum. J. biophys. biochem. Cytol. **2**, Suppl. 85—97 (1956).

RHODIN, J. A. G.: The diaphram of capillary endothelial fenestrations. J. Ultrastruct. Res. **6**, 171—185 (1962).

RHODIN, J. A. G.: Fine Structure of vascular Walls in Mammals with Special Reference to Smooth Muscle Component. Physiol. Rev. **42**, 48—87 (1962).

RUSKA, C.: Die Zellstrukturen des Dünndarmepithels in ihrer Abhängigkeit von der physikalisch-chemischen Beschaffenheit des Darminhalts. I. Wasser und Natriumchlorid. Z. Zellforsch. **52**, 748—777 (1960).

— V. Lipoidlösungsmittel verschiedener Wasserlöslichkeit. Z. Zellforsch. **56**, 762—788 (1962).

— VI. Beobachtungen an experimentell im Zellinnern erzeugten Myelinfiguren. Z. Zellforsch. **59**, 134—141 (1963).

RUSKA, H.: Über funktionelle Konsequenzen der Vielphasigkeit der Zelle. IV. Internationaler Kongreß für Neuropathologie, Proceedings Vol. II, 42—49. Stuttgart: Georg Thieme Verlag 1962.

STARLING, E. H.: The influence of mechanical factors on lymph production. J. Physiol. (Lond.) **16**, 224—267 (1894).

STAUBESAND, J.: Experimentelle elektronenmikroskopische Untersuchungen zum Phänomen der Membranvesikulation. Klin. Wschr. **1960**, 1248—1249.

WHITTAKER, V. P., and R. W. HORNE: Use of negative staining in the study of subcellular fractions from brain. Fifth Internat. Congress for Electron Microscopy, Vol. II, P 1, New York and London: Academic Press 1962.

— — The use of the negative staining method for the electron-microscopic study of subcellular particles from animal tissues. Z. Zellforsch. **58**, 1—16 (1962).

Aus der Elektronenmikroskopischen Abteilung des Anatomischen Institutes
der Universität Münster
(Direktor: Prof. Dr. med. et phil. Hellmut Becher)

Über die Innervation der Muskelgefäße

Von

Herbert Brettschneider

Mit 9 Abbildungen

Am 30. Mai 1957 fand in Wien ein Symposion über das neurovegetative System der gesunden und kranken Haut statt. Auf diesem Symposion hat Jabonero über mikroskopische Studien über die Morphologie und die Morphopathologie der vegetativen Innervation der menschlichen Haut berichtet und in einem besonderen Abschnitt über seine Befunde von der vegetativen Innervation der Hautblutgefäße vorgetragen. Seine, mit Hilfe seiner Silbercarbonat-Methode, erzielten Befunde bilden im Vergleich mit unseren elektronenmikroskopischen Ergebnissen die beste Diskussionsgrundlage. Seit der Mitte des vorigen Jahrhunderts hat es nicht an Versuchen gefehlt, die Innervation der Blutgefäße morphologisch zu erfassen. Das ältere Schrifttum hat allein medizin-historisches Interesse. Es kann nur in Einzelfällen von Bedeutung sein. In den letzten 30 Jahren spielte vor allen Dingen die von Stöhr und seiner Schule beschriebene periphere vegetative Struktur des Terminalreticulum eine so große Rolle, daß diese Theorie auch heute noch das Denken vieler Kliniker und damit die moderne klinische Literatur beherrscht. Auch heute noch finden sich zahlreiche wissenschaftliche Abhandlungen innerhalb des einschlägigen medizinischen Schrifttums über die periphere vegetative Innervation, in denen das Terminalreticulum der Stöhrschen Schule die Grundlage experimenteller Arbeiten und wissenschaftlicher Überlegungen ist. So ist es meiner Meinung nach notwendig, sowohl diese Stöhrschen Ergebnisse, als auch die Thesen Jaboneros mit eigenen Ergebnissen zu vergleichen. Auch derjenige, der elektronenmikroskopisch die Struktur der vegetativen Peripherie erfassen will, kann an den Erkenntnissen dieser beiden Schulen nicht vorübergehen. Die meisterhafte Beherrschung der modernen Silbertechnik findet in den von ihnen vorgelegten Befunden immer wieder ihre Bestätigung. So können ihre Ergebnisse der modernen Elektronenmikroskopie immer wieder Grundlage und Ausgangspunkt eigener Arbeiten sein.

Ich habe mich seit mehreren Jahren bemüht, mit Hilfe des Elektronenmikroskopes die Struktureigentümlichkeit peripherer vegetativer Wegstrecken und die Struktur der Synapse zu erkennen. Es hat sich dabei gezeigt, daß der Aufbau der präterminalen vegetativen Nervenfaser sich nicht, oder nur geringfügig, von dem Aufbau auch stärkerer peripherer vegetativer Nerven unterscheidet. Vor allem die Einfaltung der Axone in die Cytoplasmamembran der Schwannschen Zelle ist auch hier in der Peripherie ein konstantes Merkmal für den Aufbau vegetativer Nervenfasern. Dieser für marklose Nervenfasern charakteristische Einbau der vegetativen Axone in die Schwannsche Zelle wird in der Regel bis zur Synapse beobachtet. Es liegen bisher nur sehr wenige Befunde über den Verlauf von Axonen ohne Leitgewebe vor. Diese „nackten" Axone wurden bislang vornehmlich in ektodermalen Geweben gefunden. So konnte unter anderem KRAPP feststellen, daß die den ektodermalen Musculus dilatator pupillae innervierenden Axone nackt, d. h. ohne Leitgewebe, innerhalb des Muskels anzutreffen sind, während die Axonbündel im Bereiche des M. ciliaris bis zur Synapse im Leitgewebe verlaufen. Von diesen wenigen Ausnahmen abgesehen, ist das Schwannsche Leitgewebe steter Begleiter der Axone bis in die äußerste Peripherie. In dieser äußersten Peripherie ist die Struktur der Synapse, d. h. die morphologische Beziehung von Nervengewebe zum Effectorgewebe, von besonderem Interesse. Während die präterminalen vegetativen Wegstrecken offenbar uniform gebaut sind, scheint die Struktur der Synapse sehr abhängig vom Aufbau und von der Funktion des zu innervierenden Organs zu sein. Eine sehr häufig vorkommende Synapse ist die multiterminale Synapse, die ich gelegentlich als vegetatives Endorgan bezeichnet habe. Diese multiterminale Synapse besteht aus Axonen und Leitgewebe. Die Beziehung der Axone zum Leitgewebe ist allerdings hier anders als im Bereich der präterminalen Wegstrecke. Diese Beziehung ist im präsynaptischen Bereich durch eine allmählich beginnende Ausfaltung der Axone aus der Umhüllung durch die Schwannsche Zelle und im synaptischen Bereich durch die partielle Ausfaltung eines großen Teiles der Axonoberfläche aus der Schwannschen Zelle gekennzeichnet. Wenn hier von einer partiellen Ausfaltung die Rede ist, dann bedeutet das, daß bis zur Synapse das Schwannsche Leitgewebe ständiger Begleiter der Axone ist und daß es damit Baubestandteile auch der multiterminalen Synapsen bzw. der vegetativen Endorgane ist. Ich habe so strukturierte vegetative Synapsen als Kontaktsynapsen am Epithel der Dünndarmzotten und auch im Bereiche der glatten Muskulatur des Darmes beschrieben. Kontaktsynapse bedeutet, daß die Cytoplasmamembran des Axons, die sich aus der Schwannschen Zelle befreit hat, sich an die Cytoplasmamembran der Effectorzelle legt. Zwischen beiden synaptischen Membranen ist ein intersynaptischer Spalt von etwa 200 Å meßbar. Ich habe lange Zeit angenommen, daß der intersynaptische Spalt eine signifikante Struktur auch der vegetativen Synapsen ist und daß der Aufbau vegetativer Synapsen damit dem zentraler Synapsen ähnlich ist. Auf Grund weiterer Erfahrung, insbesondere aus dem Bereich der Schilddrüse und der Blutgefäße, darf der Begriff einer vegetativen Synapse nicht mehr mit einer bestimmten Weite des intersynaptischen Spaltes von beispielsweise 200 Å in Verbindung gebracht werden. Auf Grund dieser Erfahrungen kann der Spaltraum zwischen dem Nervengewebe und dem Effectorgewebe beträchtlich weiter sein, als früher angenommen wurde. Überschreitet jedoch die Weite des intersynaptischen Spaltes ein bestimmtes Maß, dann ist ein elektrischer Übertragungsmodus schwer vorstellbar. Nicht nur die Ergebnisse der modernen Physiologie, sondern auch die Weite des intersynaptischen Spaltes, wie auch die Strukturanalyse des Axoplasmas sprechen für eine humerale Übertragung der Erregung. Das terminale Axoplasma ist angefüllt mit bläschenförmigen Strukturen, die in der angelsächsischen Literatur als "synaptic vesicles" bekannt geworden sind. Wie ich schon früher erwähnt habe, finden sich synaptic vesicles nicht nur im terminalen Axoplasma, sondern sind mehr oder weniger zahlreich auch innerhalb präterminaler Axone anzutreffen. Soweit ich bisher feststellen konnte, ist als wichtigstes Strukturmerkmal peripherer vegetativer Synapsen die Ausfaltung des Axons

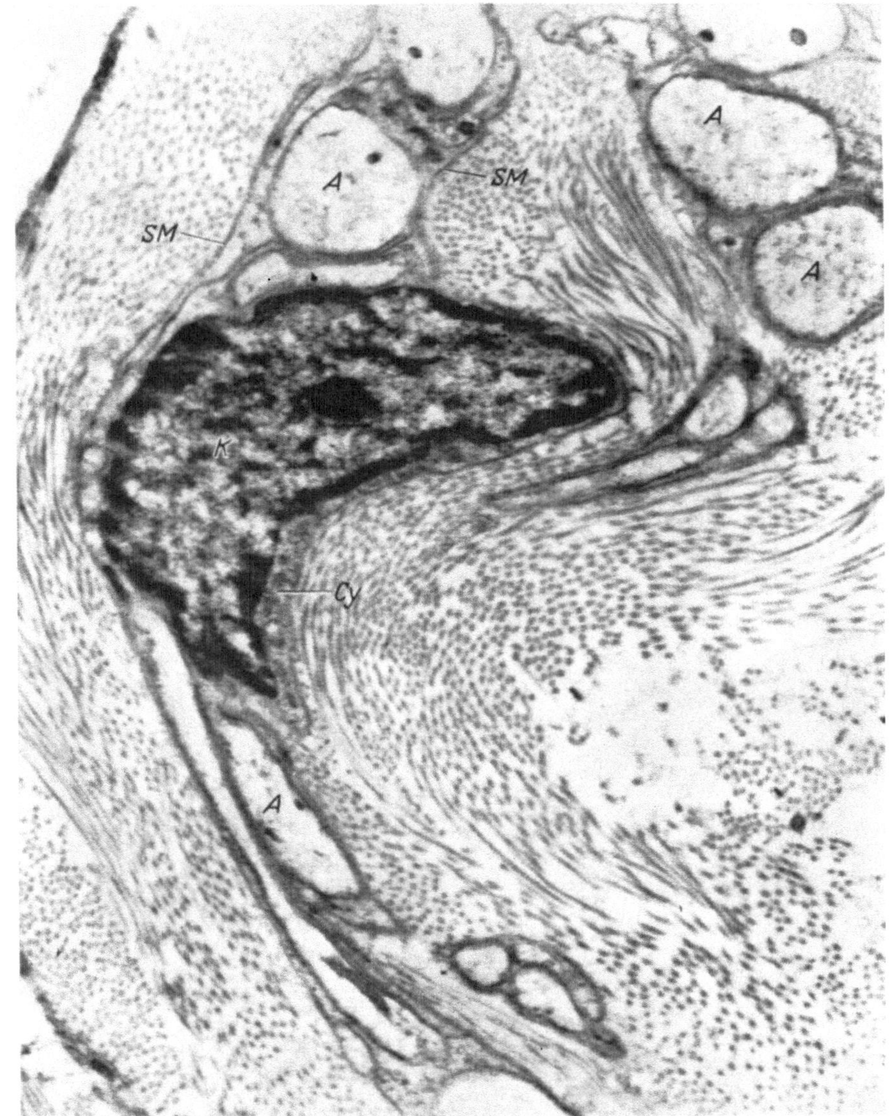

Abb. 1. Präterminales vegetatives Axonbündel aus der äußeren Zone der Adventitia einer Muskelarterie. *K* Zellkern einer Schwannschen Zelle; *A* Axonanschnitte; *SM* Cytoplasmamembran der Schwannschen Zelle; *Cy* Schwannsches Cytoplasma. Man beachte den schmalen Saum von Schwannschem Cytoplasma, das in diesem Bereich die Axone umgibt. Vergr.: 20 000 mal

aus der Umhüllung der Schwannschen Zelle anzusprechen. Eine durch diesen Vorgang freiwerdende Oberfläche des Axons kann dann als sekretorische Oberfläche möglicherweise Überträgerstoffe sezernieren. Ich möchte heute eine Anzahl von Befunden, die ich über die Gefäßwandinnervation erheben konnte, vorweisen. Diese Befunde betreffen sowohl die Innervation von Arterien, von Arteriolen und die Capillarinnervation.

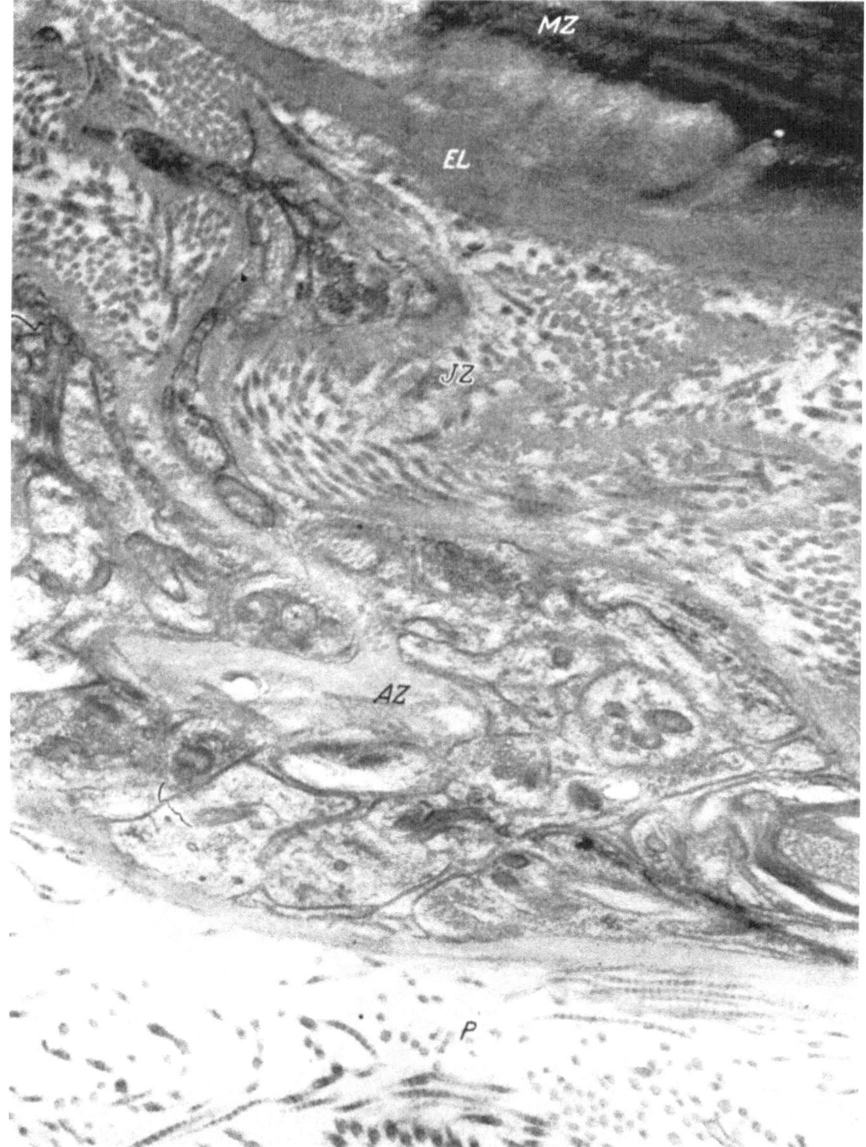

Abb. 2. Von einem in der äußeren Zone der Adventitia gelegenen vegetativen Axonbündel zweigt eine dünnere Faser ab und bildet in der inneren Zone in unmittelbarer Nähe der Elastica externa ein vegetatives Endorgan. *P* Periadventitia; *AZ* äußere Adventitiazone; *IZ* innere Adventitiazone; *EL* Elastica externa; *MZ* Muskelzellen der Arterienmedia. Vergr. 30000mal

Wenden wir uns zunächst der Arterieninnervation zu, dann ist über die Verbindung von Nerven und Arterien folgendes Allgemeine zu sagen. Im Bereich der

Wandung von Muskelarterien finden sich zahlreiche Bündel von Nervenfasern. Es braucht hier nicht besonders betont zu werden, daß das interstitielle Bindegewebe der Muskulatur neben Gefäßen auch Nerven enthält und daß auch innerhalb der Muskulatur Nerven und Gefäße damit gemeinsame Wegstrecken zu durchlaufen haben. Hier soll nur über die eigentlichen Gefäßnerven berichtet werden, also über markscheidenfreie Axonbündel, die wir entlang der Gefäßwand beobachten konnten. Solche vegetativen Bündel finden sich im Bereiche der

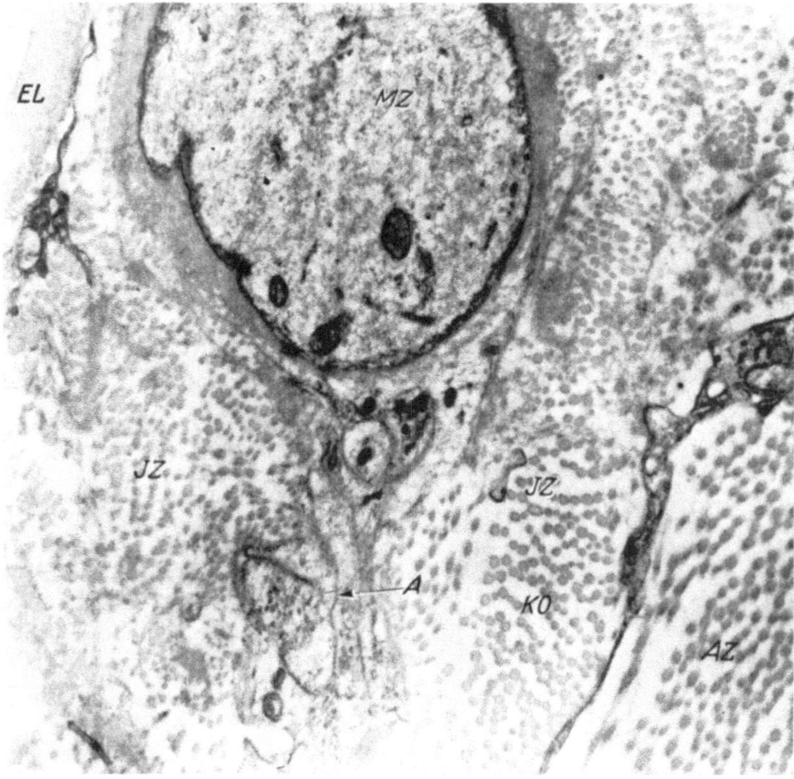

Abb. 3. Die innere Adventitiazone wird von der äußeren durch langausgezogene, schmale Zellauslaufer von Bindegewebszellen abgegrenzt. In der inneren Zone (*IZ*) der Adventitia erreichen die zarten vegetativen Axonbündel (*A*) das Effectorgewebe. Der Zellfortsatz einer Muskelzelle der Arterienmedia hat die Elastica externa durchbrochen und nimmt hier in der inneren Adventitiazone Kontakt mit dem vegetativen Faserbündel auf. *AZ* äußere Adventitiazone; *EL* Elastica externa; *MZ* Muskelzellfortsatz; *KO* kollagene Fasern der Adventitia. Vergr.: 24000mal

Gefäßwandung vornehmlich an zwei Orten. Einmal kann in der Periadventitia ein grobmaschiges Geflecht relativ großer Axonbündel gefunden werden. Dieses Geflecht steht durch Querverbindungen mit einem zarteren innerhalb der Adventitia in Verbindung. Wie die Abb. 1 zeigt, haben diese Axonbündel den für präterminale vegetative Nervenfasern typischen Aufbau. Von dem zarteren Geflecht in der Adventitia ziehen einzelne feine Bündel dünner Axone in einen bestimmten Bereich der Gefäßwandung (Abb. 2). Dieser Bereich ist durch die äußerste Lage der Elastica externa und durch Bindegewebszellen begrenzt, die lange, fadenförmige Cytoplasmaausläufer durch das Faserkollagen der Adventitia

hindurchschicken. Zwischen diesen fadenförmigen Ausläufern der Bindegewebszellen und der Elastica externa liegen verstreut vegetative Nervenfaserbündel,
die offenbar hier endigen (Abb. 3). Die Elastica externa stellt sich elektronenmikroskopisch am Gefäßquerschnitt als ein nahezu gleichförmiges Band mittleren

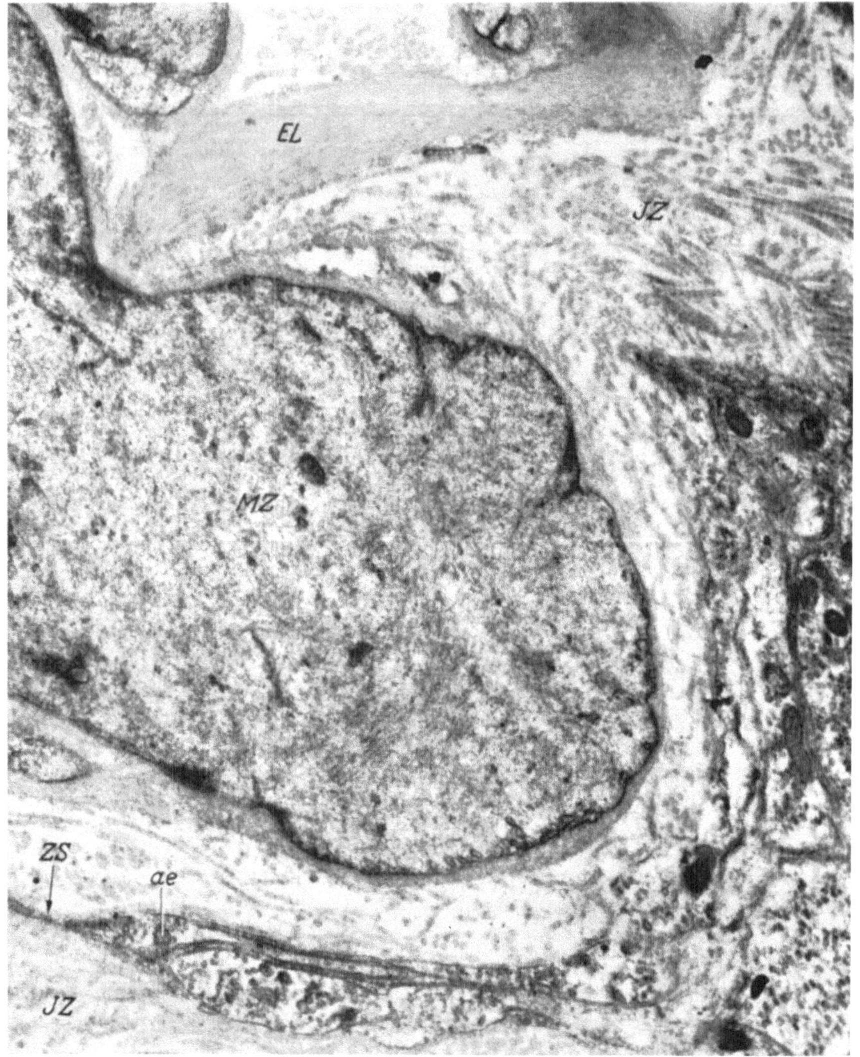

Abb. 4. Vegetatives Endorgan an einem Fortsatz einer Muskelzelle der Media (*MZ*), der durch eine Öffnung der
Elastica externa (*EL*) in die innere Adventitiazone (*IZ*) vorgedrungen ist. Das vegetative Endorgan besteht aus
Axonen und Leitgewebe. Bei *ae* ist ein Axonende und bei *ZS* der zipflige Ausläufer des Leitgewebes zu erkennen.
Der Muskelzellfortsatz ist von einem dünnen Saum einer Basalmembran umgeben. Zwischen dieser Basalmembran
und den Axonen des vegetativen Endorgans finden sich im intersynaptischen Spalt kollagene Fasern der inneren
Adventitiazone. Vergr. 30 000 mal

Kontrastes dar. In diesem Band finden sich siebartige Öffnungen, durch die
hindurch die Mediamuskelzellen plumpe oder gelegentlich auch schlanke Fortsätze schicken. Diese Muskelzellfortsätze sind von einer homogenen Basalmembran
umgeben und finden sich dann in dem Raum zwischen Elastica externa und den

fadenförmigen Fortsätzen der Bindegewebszellen (Abb. 4). Sie kommen damit in nahe Beziehungen zu den hier liegenden vegetativen Nervenfasern. Von diesen hier befindlichen Axonbündeln gehen, soweit ich beobachten konnte, niemals Axone über die Elastica externa hinaus in die Media hinein. Zwischen den Muskelzellen der Media wurden niemals vegetative Nervenfasern angetroffen. Wie die Abb. 4 zeigt, legen sich die vegetativen Axonbündel um die Muskelzellfortsätze herum. Diese in unmittelbarer Nähe der Muskelzellfortsätze gelegenen Komplexe, aus Axonen und Schwannschem Gewebe bestehend, machen den Eindruck geschlossener Organe. Ich habe sie bislang vegetative Endorgane genannt (BRETTSCHNEIDER 1961 und 1962) und möchte diesen Terminus auch weiterhin benutzen. Die Axone falten sich in der Nähe dieses Muskelzellfortsatzes z. T. aus der Schwannschen Umhüllung aus (Abb. 4). Diese immer wieder anzutreffenden Strukturmerkmale der vegetativen Synapse sind sicherlich für die Abgabe von Überträgerstoffen von großer Bedeutung. Die Axonoberfläche liegt damit, unbedeckt von Schwannschem Cytoplasma, dem Effectorgewebe gegenüber. Im Bereich dieser Endorgane ist das Schwannsche Cytoplasma stets zu beobachten. „Nackte" Nervenfasern werden auch an der Gefäßwandung nicht gefunden. Wenigstens ein Teil der Axonoberfläche ist von der Schwannschen Zelle bedeckt, der andere liegt dem Effectorgewebe unbedeckt gegenüber. Die Schwannsche Zelle ist hier in der äußersten Peripherie cytoplasmareicher als im Gebiete der Periadventitia. Hier nimmt offenbar die Masse des Schwannschen Cytoplasmas wieder zu. Es erscheint aufgelockerter, strukturreicher und nicht so elektronendicht wie der cytoplasmatische Saum, der in der Periadventitia die vegetativen Axone einhüllt (Abb. 1). Das Cytoplasma der Schwannschen Zellen enthält im Bereiche der Endorgane zahlreiche staubförmige Granula mittleren Kontrastes und vereinzelt Mitochondrien und kleine Vesikel (Abb. 5). Im terminalen Axoplasma finden sich auffällig zahlreiche synaptic vesicles, die oftmals durch ihr dichtes Zusammenlagern einen starken Kontrast des terminalen Axoplasmas bewirken. Zwischen ihnen finden sich neben zahlreichen Mitochondrien auch tubuläre und fadenförmige Cytoplasmaelemente. Vor allem sind es die synaptic vesicles und Mitochondrien, die die Struktur des terminalen Axoplasmas der vegetativen Endorgane bestimmen (Abb. 6). Die dem Effectorgewebe zugewandte Oberfläche des Axolemms ist niemals glatt begrenzt. Es finden sich tiefe Einkerbungen, die, so hat es den Anschein, dadurch entstehen, daß mehrere Vesikel des Axoplasmas zu größeren Bläschen zusammenfließen, der Zelloberfläche des Axons nahe kommen und sich nach außen hin zu eröffnen scheinen. Geformte Elemente werden jedoch außerhalb des Endorgans an dessen Oberfläche oder in dem Raum zwischen Endorgan und Effectorgewebe nur selten angetroffen. Sollte eine Passage von Stoffen durch das Axolemm hindurch in den intersynaptischen Spalt hinein stattfinden, dann ändert sich durch die Membranpassage die Form des Stoffes, die zum mindesten nicht in Bläschenform jenseits des Axolemms vorliegt. Auffällig ist die Weite des intersynaptischen Spaltes. Er ist wesentlich weiter als im Bereich zentralnervöser Synapsen oder der synaptischen Kontakte von Axonen und Effectorgewebe im Bereich der glatten Muskulatur der Darmwandung (BRETTSCHNEIDER 1962). Diese Weite des intersynaptischen Spaltes war ein überraschender Befund an der Gefäßwandung. Hier ist offenbar ausreichend Platz für einen weiten Spalt vorhanden, eine Einengung des Spaltes scheint anderenorts durch Platzmangel bedingt zu sein. Nach den Erfahrungen an der Gefäßwandung ist die Weite des intersynaptischen Spaltes kein signifikantes Merkmal für vegetative Synapsen der äußersten Peripherie. Die im Bereich anderer vegetativer Synapsen beschriebene basalmembranähnliche Stoffdichte im intersynaptischen Spalt ist hier an der Gefäßwandung muskelstarker Arterien nicht zu beobachten.

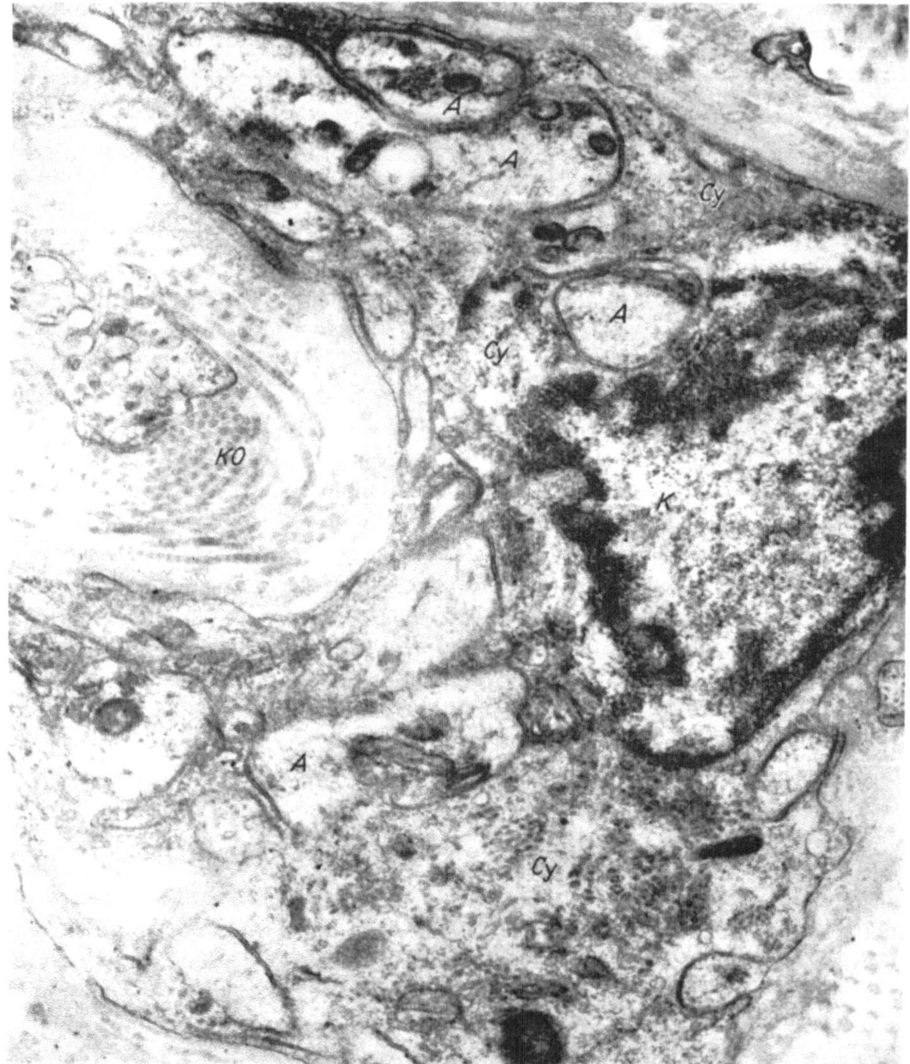

Abb. 5. Ein präsynaptisches Axonbündel aus der inneren Zone der Adventitia. *K* Schwannscher Zellkern; *Cy* Schwannsches Cytoplasma; *A* in das Schwannsche Cytoplasma eingefaltete Axone; *KO* kollagene Fasern der Adventitia. Beachte die größere Masse des Schwannschen Cytoplasmas in diesem Bereich der vegetativen Faserstrecke. Auch ist das Schwannsche Cytoplasma hier stärker differenziert. Vergr.: 30 000 mal

Ich habe den Eindruck, daß selbst kollagene Fasern, die in diesem Spalt gefunden werden, eine Reizübertragung nicht behindern. Die sehr starke Annäherung an die Zellfortsätze der glatten Muskulatur, die hier in die Adventitia durch die

Öffnungen der Elastica externa hindurch eindringen, spricht für eine gezielte Innervation. Die Zuordnung der nervösen Struktur zum Effektorgewebe, hier der Muskulatur der Media, ist auch im Bereiche der Arterienwandung so zwingend, daß von einer „Innervation in Bausch und Bogen" (JABONERO) nicht die Rede sein kann.

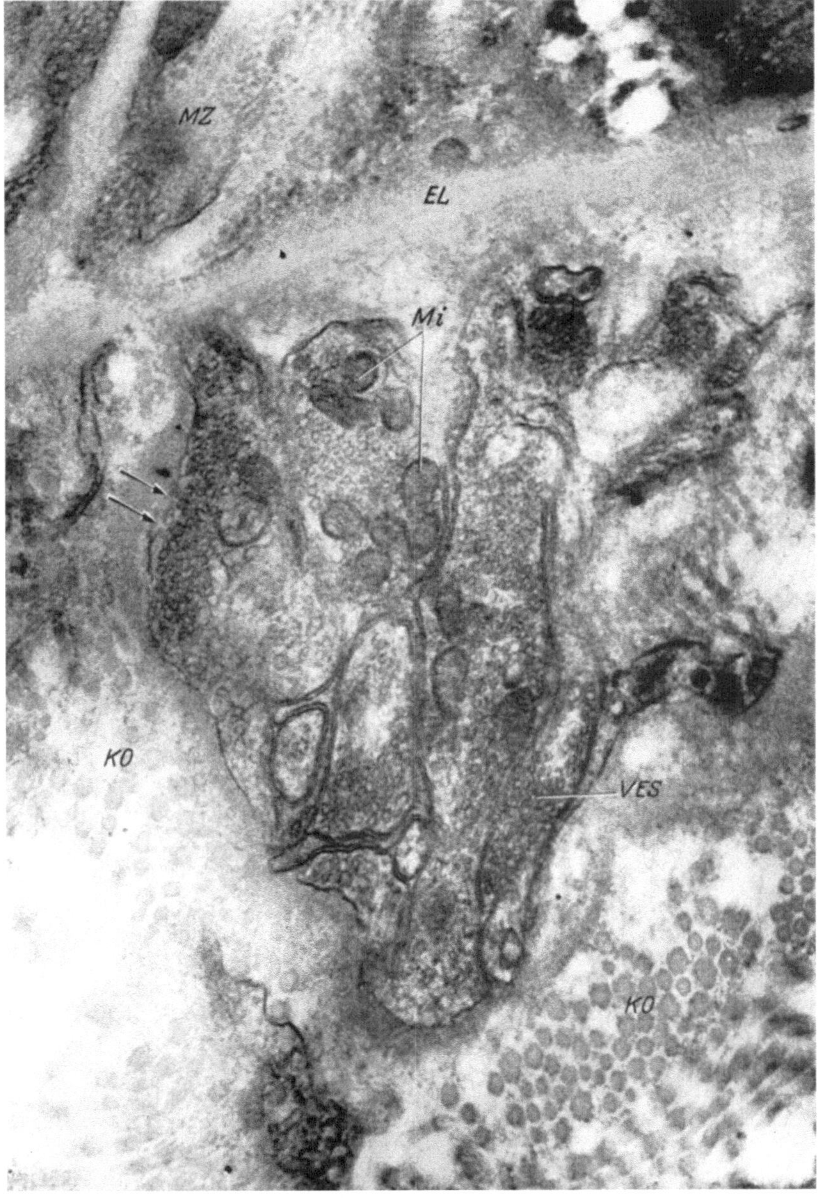

Abb. 6. Ein vegetatives Endorgan an der Elastica externa einer Muskelarterie. *EL* Elastica externa; *MZ* äußere Muskelzellage der Media; *KO* kollagene Fasern der Adventitia. Das Axoplasma terminaler vegetativer Axone enthält vor allen Dingen zahlreiche synaptic vesicles und Mitochondrien. *VES* synaptische Bläschen; *Mi* Mitochondrien. Die Pfeile weisen auf Einkerbungen des Axolemms hin, die offenbar durch sich eröffnende Bläschen des Axoplasmas entstanden sind. Vergr. 48 000 mal

Die Struktur der vegetativen Endorgane, vor allem aber der Feinbau des terminalen Axoplasmas, als auch die Weite des intersynaptischen Spaltes, sprechen für eine humerale Erregungsübertragung. Bei der Betrachtung meiner

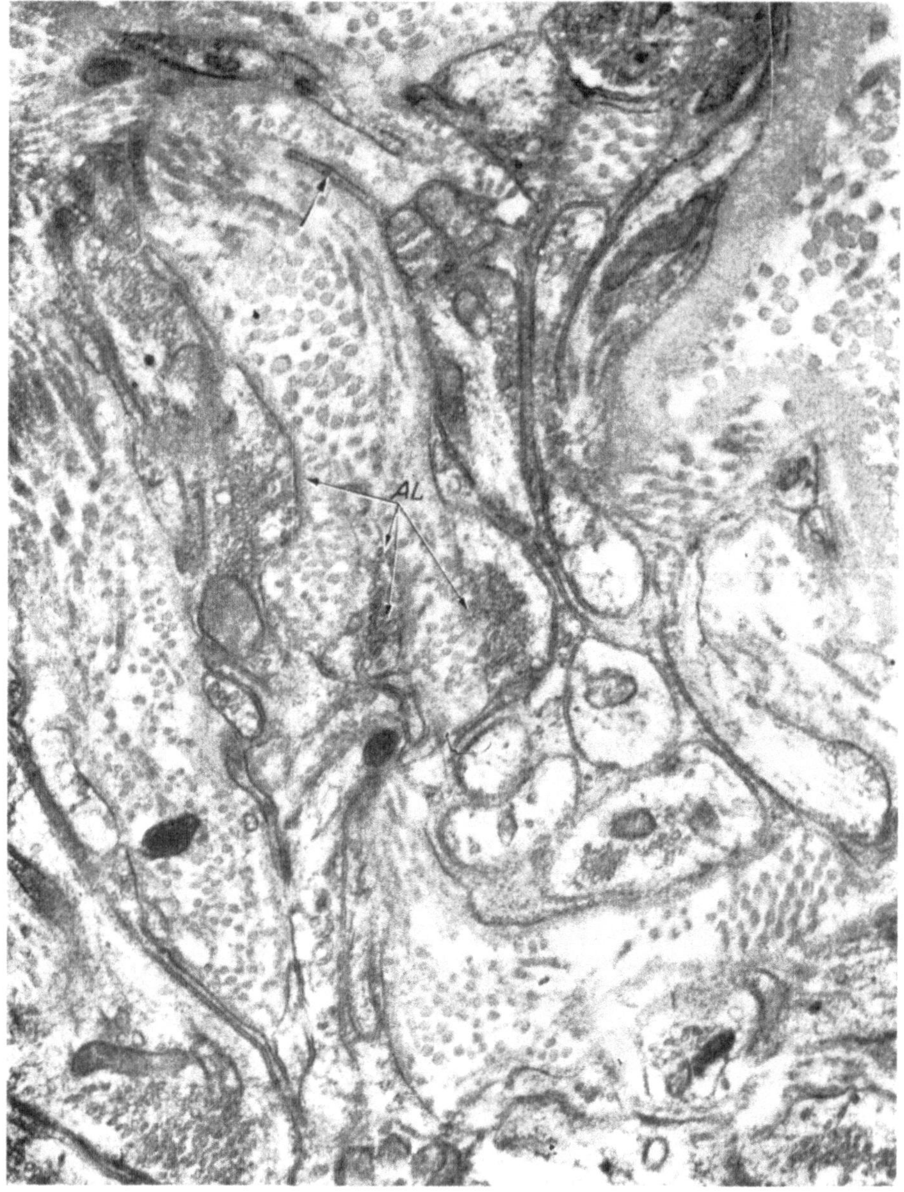

Abb. 7a u. b. Schnitt durch ein vegetatives Endorgan an der Elastica externa einer Muskelarterie mit Endigungen vegetativer Axone und zipfligen Ausläufern des Leitgewebes. Diese Zipfel des Leitgewebes heften sich im Bereich der Elastica externa (*EL*) und des Faserkollagens der inneren Adventitiazone (Pfeile) fest. Die Axone (*A*) falten sich aus der Umhüllung durch die Schwannsche Zelle aus und erhalten so eine freie Oberfläche. Das Axoplasma der terminalen Axone ist angefüllt mit synaptischen Bläschen und Mitochondrien. Das freiliegende, nicht von der Schwannschen Zellmembran überzogene Axolemm zeigt mehr oder weniger tiefe Einkerbungen (*AL*). Zwischen den einzelnen Axonen das Faserkollagen der inneren Adventitiazone. Vergr.: 48000mal

Befunde kann selbstverständlich der Einwand erhoben werden, daß die hier beschriebenen sog. vegetativen Endorgane in Wirklichkeit Teile eines Geflechtes

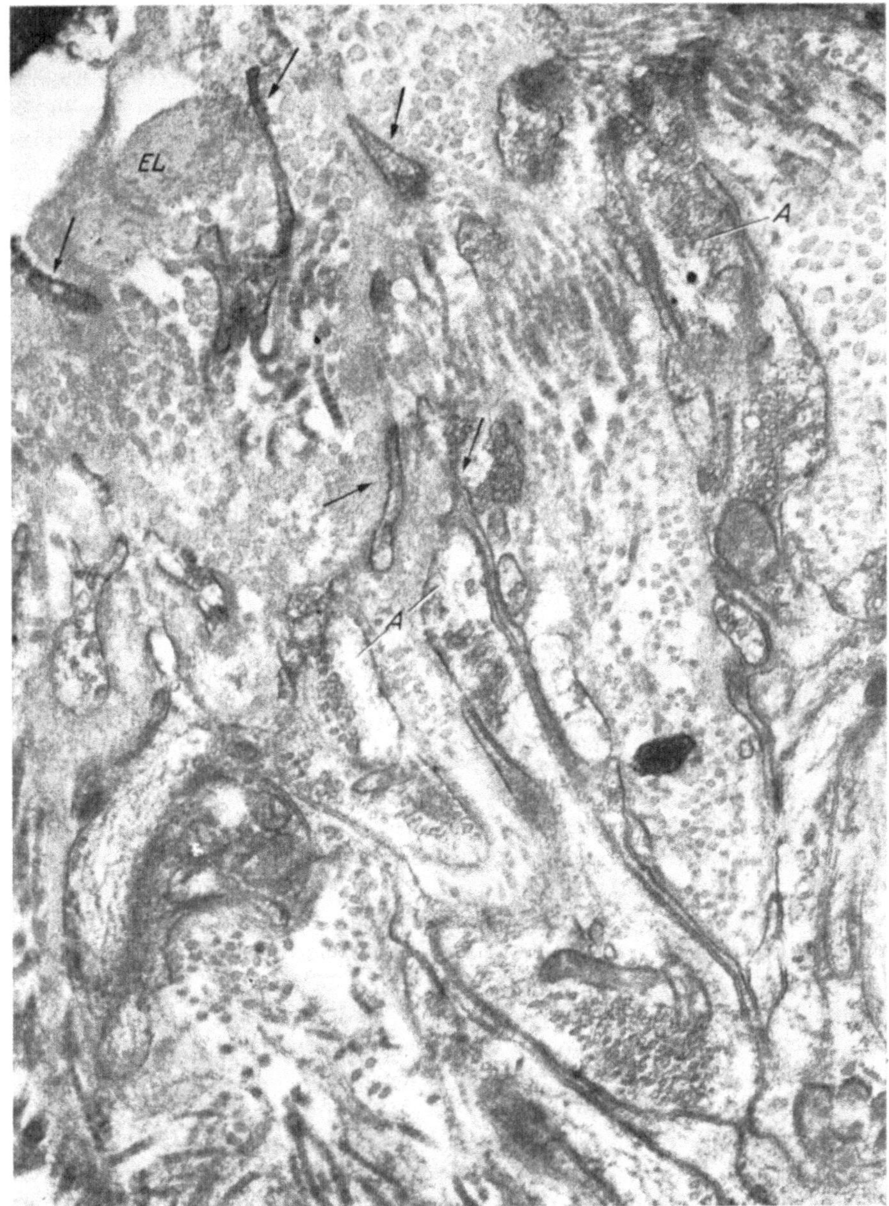

vegetativer Nervenfasern im Bereiche der Elastica externa sind und daß die Synapse vegetativer Nervenfasern eine interkaläre Synapse sein kann, d. h., daß ein Axon eines vegetativen Fasergeflechtes häufiger als nur an seinem Ende mit dem Effectorgewebe dadurch Kontakt erhält, daß es sich aus der Umhüllung durch die Schwannsche Zelle ausfaltet. Ich war anfänglich sehr im Zweifel, ob hier an der Arterienwandung reelle Endigungen vegetativer Nervenfasern zu beobachten sind, oder ob es sich um interkaläre Synapsen handelt. Befunde anderer Art jedoch führten schließlich zu dem Ergebnis, daß hier wirkliche Faserendigungen vorhanden sind. Auf den Abb. 7a und b sind zipflige Endausläufer des Leitgewebes und der Axone zu sehen. Diese terminalen Zipfel scheinen sich im Bereiche der Elastica externa im Faserkollagen oder im Bereiche des elastischen Materials zu befestigen. Sie überschreiten dabei niemals die Grenze der Elastica externa und sind im Bereiche der Muskelzellen der Media oder gar im Endothel nicht vorhanden. Man hat den Eindruck, daß diese ausgezogenen Fortsätze des Leitgewebes wie ein Halteapparat des Endorgans an der Gefäßwandung fungieren. Hier handelt es sich offenbar um die Endigungen der nervösen Struktur. Der Terminus „Endorgan" besteht dann zu Recht. Es ist selbstverständlich, daß der letzte Beweis, hier wirklich ein Endorgan vor sich zu haben, nur durch lückenlose Serienschnitte erbracht werden kann. Eine solche Schnittserie durch ein Endorgan konnte bislang noch nicht hergestellt werden.

Meine bisher mitgeteilten Befunde beziehen sich vor allen Dingen auf die Innervation von Arterien. Über die Innervation kleinerer Gefäße, wie der Arteriolen und der Capillaren, soll im folgenden die Rede sein. Meine Beobachtungen zur Innervation der Arteriolen stammen jedoch vorzugsweise aus dem Bereich innerer Organe. Die Abb. 8 und 9 wurden der Schilddrüse entnommen. Vergleiche mit Arteriolen der Muskulatur und der Haut haben jedoch ergeben, daß kein prinzipieller Unterschied im Aufbau der vegetativen Innervation zwischen den einzelnen Organbezirken des menschlichen Organismus besteht. Nach unseren bisherigen Erfahrungen bestehen jedoch Unterschiede in der Verteilung vegetativer Nervenfasern und der Dichte des vegetativen Netzes. Während die Suche nach präterminalen und terminalen Wegstrecken im Bereiche der Haut- und Muskelgefäße außerordentlich mühevoll ist und nur selten im Dünnschnitt ein verwertbarer Befund zu finden ist, sind die Arteriolen von Drüsenorganen offenbar sehr reichlich mit vegetativen Nervenfasern versehen. Das vegetative Netz an Capillaren hingegen ist sehr weit und ein entsprechender Befund nur gelegentlich zu erheben. Ausgiebigere Beobachtungen, vor allen Dingen aus dem Bereich der menschlichen Haut, aber auch aus dem Bereich der Muskulatur, müssen das Gesagte noch bestätigen. In den Organen benutzen die feinen vegetativen Nervenfasern die gleichen Bindegewebsstraßen wie die Gefäße, um innerhalb der Organe zum Effectorgewebe zu gelangen. Ein Teil dieser vegetativen präterminalen Bündel sind sicherlich echte Gefäßnerven, d. h. sie sind als Vasomotoren wirksam. Die partielle Ausfaltung des Axolemms aus der Schwannschen Zelle scheint auch hier der Ort der Erregungsübertragung zu sein. Auf Grund meiner Beobachtungen sind es in der Regel mehrere Axone, die einen solchen synaptischen Kontakt zur Gefäßwandung aufnehmen. Die Abb. 8 zeigt eine im Querschnitt getroffene multiterminale Synapse an der Arteriolenmuskulatur. Die Struktur des terminalen Axoplasmas ist wiederum durch das Vorhandensein synaptischer Bläschen und Mitochondrien bestimmt. Der intersynaptische Spalt ist hier nicht so weit wie im Bereich der größeren Arterien. Er ist hier von einer amorphen Substanz erfüllt, die eine Fortsetzung der beiderseitigen Basalmembranen in den synaptischen

Spalt hinein zu sein scheint. Dieses Konfluieren der Basalmembranen der Arteriolenmuskulatur mit derjenigen des vegetativen Bündels ist stets zu beobachten. Die geringe Weite des intersynaptischen Spaltes im Bereich der Arteriolenwandung ist, so möchte ich annehmen, ohne Bedeutung für den Übertragungsmodus des Reizes. Das der Cytoplasmamembran der Effectorzellen, also hier der glatten Muskelzellen, gegenüberliegende Axolemm zeigt die gleichen Struktureigentümlichkeiten wie die präsynaptische Membran der Axone im Bereiche der vegetativen

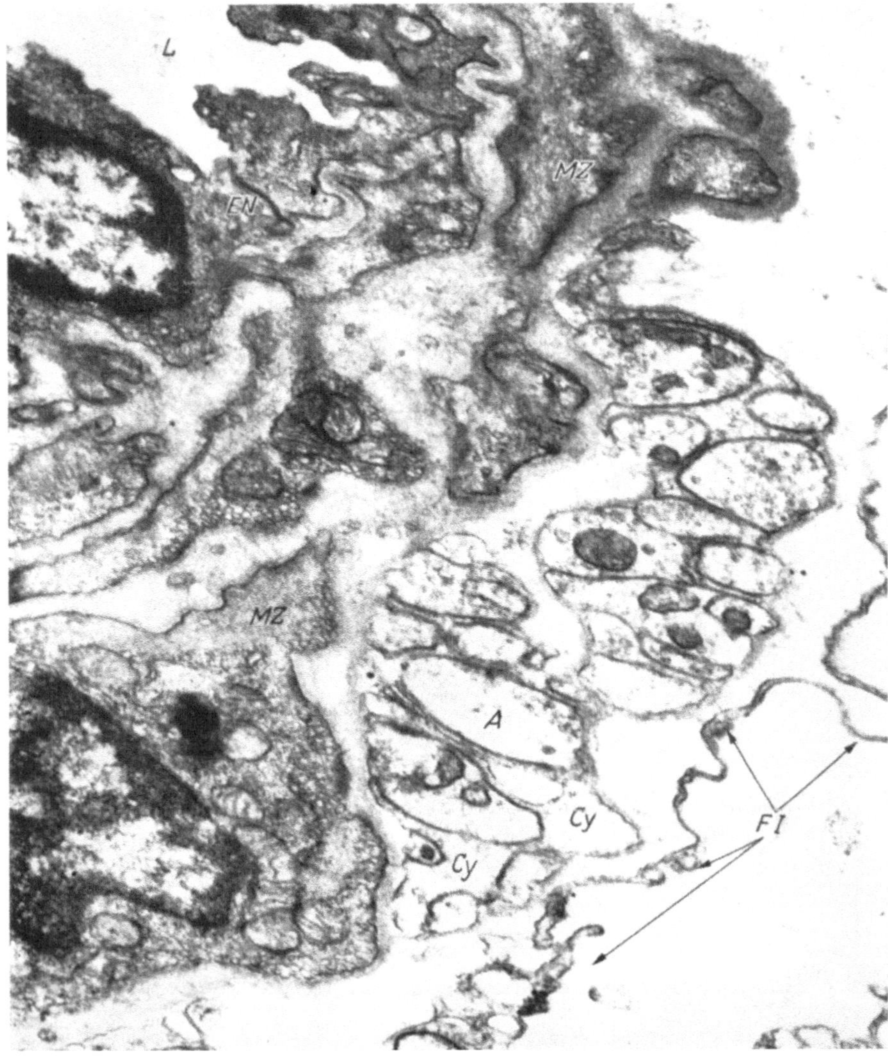

Abb. 8. Querschnitt durch eine Schilddrüsenarteriole mit ebenfalls im Querschnitt getroffener multiterminaler Synapsen (vegetatives Endorgan). Die Axone des Organs haben sich mit einem Teil ihrer Oberfläche aus der Umhüllung durch die Schwannsche Zelle ausgefaltet. Diese unbedeckte Axonoberfläche liegt den Muskelzellmembranen gegenüber und ist von diesen durch einen breiten intersynaptischen Spalt getrennt, der die konfluierenden beiderseitigen Basalmembranen enthält. Das freiliegende Axolemm der Axonoberfläche ist zum größten Teil eingekerbt; ein Hinweis für die Eröffnung zahlreicher synaptischer Bläschen nach außen. Der Bereich, in dem die Synapsen an Arteriolen anzutreffen sind, ist wiederum durch schlanke, langausgezogene Cytoplasmaausläufer von Bindegewebszellen (*FI*) abgegrenzt. *A* Axone; *CY* Schwannsches Cytoplasma; *MZ* Muskelzellen; *EN* Endothel; *L* Lichtung des Gefäßes. Vergr.: 30000mal

Endorgane der Arterienwandung. Auch hier deuten die Einkerbungen des Axolemms auf eine Öffnung von bläschenförmigen Strukturen hin, die, aus dem Axoplasma stammend, sich der Oberflächenmembran des Axon genähert haben. Ich möchte wiederum betonen, daß eine bestimmte Weite des intersynaptischen

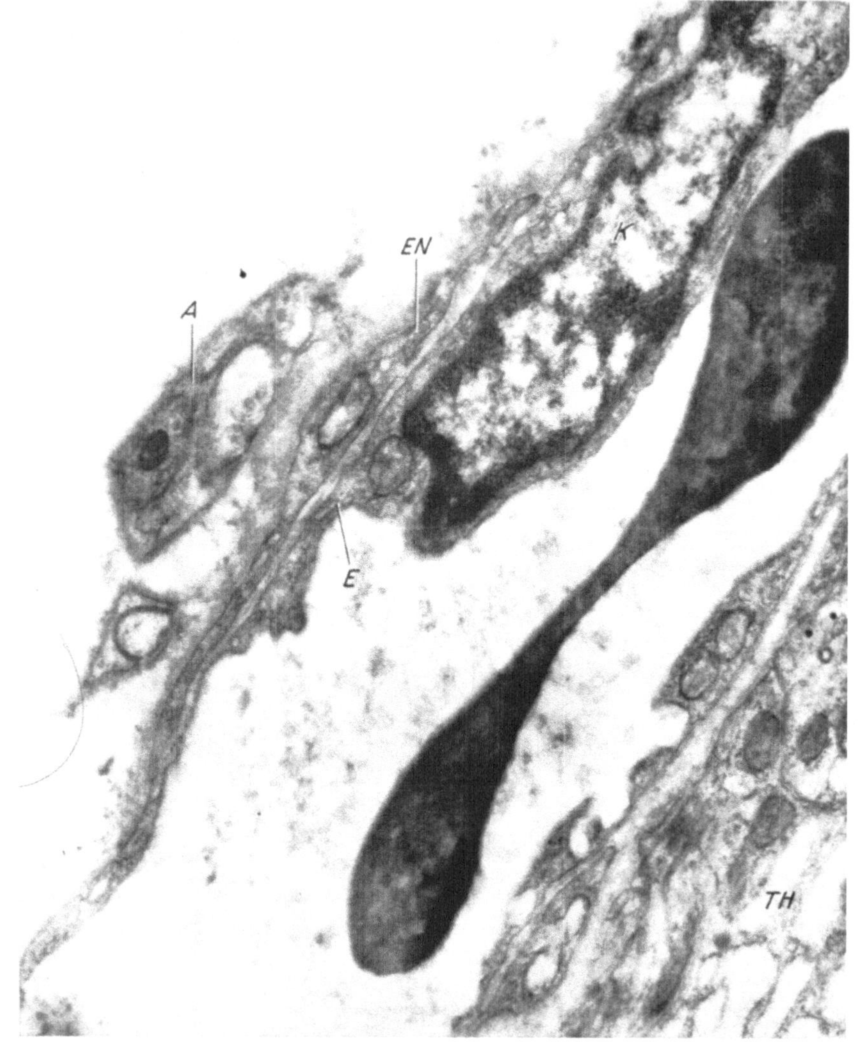

Abb. 9. Vegetative Synapse am Capillarendothel einer Schilddrüsencapillare. *K* Zellkern des Endothels; *E* und *EN* sich überlappende Endothelzellen; *TH* Schilddrüsenzelle; *A* zartes vegetatives Axonbündel mit Kontakt eines Axons, das mit seiner freien Oberfläche dem Capillarendothel gegenüberliegt. Der weite intersynaptische Spalt ist von den konfluierenden Basalmambranen beider Strukturen erfüllt. Vergr.: 30 000mal

Spaltes auch hier kein Merkmal für vegetative Synapsen sein kann. Die Unterschiede in der Weite des synaptischen Spaltes im Bereich vegetativer Nervenendigungen sind offenbar ortsabhängig. Auch im Bereich der Arteriolenwandung werden vegetative Nervenfasern nur an der äußeren Cytoplasmamembran der äußeren Zellage der in der Regel einschichtigen Muskulatur gefunden. Zwischen den glatten Muskelzellen oder gar am Endothel wurden auch an Arteriolen und Venolen keine Nervenfasern beobachtet. Sehr eindrucksvoll ist allerdings die Dichte des vegetativen Fasernetzes im Bereich von Organarteriolen, vor allem in der Schilddrüse. Eine vergleichbare Dichte habe ich anderenorts, vor allem an Muskel- und Hautgefäßen, nicht angetroffen.

Das vegetative Nervengeflecht ist im Bereich der Capillaren außerordentlich weitmaschig. Vegetative Nervenfasern und Synapsen unmittelbar an der Capillarwand sind weder in der Muskulatur noch innerhalb von Drüsenorganen und der Haut häufig zu beobachten. Präterminale vegetative Nervenfasern lassen sich eher in einigem Abstand von der Capillarwandung, vor allem innerhalb des Drüsenparenchyms innersekretorischer Drüsen, finden. Sie verlaufen dann in einiger Entfernung von der Basalmembran des Endothels und sind, wie meine Beobachtungen zeigen, eher Nerven des spezifischen Drüsenparenchyms, als der Capillaren. Von den wenigen Synapsen an Capillaren, die an der Ausfaltung des Axons aus dem Leitgewebe kenntlich sind, gibt die Abb. 9 Auskunft. Hier liegt das unbedeckte Axolemm, das als synaptische Membran anzusprechen ist, der Cytoplasmamembran des Endothels gegenüber. Beide Zellmembranen sind auch in diesem Bereich durch eine homogene Substanz im intersynaptischen Spalt getrennt. Auch im Bereich der Capillarsynapsen scheint diese Substanz eine Fortsetzung der Basalmembran des Endothels und der Basalmembran des vegetativen Faserbündels zu sein. Auch hier entspricht die Differenzierung des Axoplasmas und die Struktur der synaptischen Membranen der vegetativer Synapsen anderenorts. Im Bereiche der Capillaren finden sich vornehmlich monaxonale Synapsen. So ist auch die Zahl der Axone, die einen synaptischen Kontakt mit dem Capillarendothel erhalten, auffällig gering. Nach meinem Dafürhalten kann sehr wohl ein Leukocyt die Capillarwandung durchdringen, ohne daß das vegetative Nervensystem davon Kenntnis erhält.

Diskussion

Wie weit sind diese Befunde der Elektronenmikroskopie mit den älteren der Lichtmikroskopie vergleichbar? Die Ergebnisse der Schulen von STÖHR und JABONERO sind hier vor allem heranzuziehen. Untersuchungen über die Gefäßinnervation sind von zahlreichen älteren Autoren durchgeführt worden, deren Ergebnisse wegen der veralteten Methodik, wie JABONERO sagt, nur ein „historisches Interesse" haben können. Den Untersuchungen von BOEKE jedoch kommt auch heute noch große Bedeutung zu. Er konnte den Verlauf präterminaler Nervenfasern entlang der Gefäße mit Hilfe der Silberimprägnationsmethodik exakt beschreiben. Er findet, daß sich die Neurofibrillen des sympathischen Grundplexus der Gefäßwand so dicht anschmiegen, daß sie in innigstem Kontakt mit den glatten Muskelzellen stehen und daß eine Grenze zwischen beiden Strukturen oft nicht zu sehen ist. Dieser innige Kontakt ist, so wissen wir, im elektronenmikroskopischen Bild in dieser Weise nicht zu beobachten. Ich habe auf die besondere Weite des intersynaptischen Spaltes gerade bei den vegetativen Endorganen an Arterien hingewiesen. Auch ist von dem feinen periterminalen Netz BOEKES, das die nervöse Struktur mit dem Effectorgewebe verbinden soll, im Elektronenmikroskop nichts zu sehen. Die Thesen vom Terminalreticulum von

STÖHR und REISER konnten vom Elektronenmikroskop nicht bestätigt werden. Trotz gegenteiliger Befunde der Elektronenmikroskopie hält die Schule STÖHRS auch heute noch am Terminalreticulum fest. Es muß deswegen besonders betont werden, daß weder das Leitgewebe, noch die Axone ein Syncytium sind. Ich habe auf die Zellindividualität der Schwannschen Zellen und der Axone mehrfach hingewiesen (BRETTSCHNEIDER 1959) und möchte sie heute nochmals betonen. Eine solche Zellindividualität ist auch im Bereiche des Effectorgewebes, soweit ich beobachten konnte, immer vorhanden. Schon aus diesem Grunde ist eine Kontinuität des nervösen Plasmas mit dem der Erfolgszelle nicht denkbar. Auch im Bereich der Gefäßsynapsen kann eine Diskontinuität immer wieder nachgewiesen werden. Ich erinnere an die Befunde aus der Adventitia stärkerer Arterien und an die doch so unterschiedliche Weite des intersynaptischen Spaltes. Immer sind die Cytoplasmamembranen des Axons und der Effectorzelle deutlich zu sehen und abgrenzbar. Auch ist zwischen den vegetativen Faserbündeln in der Adventitia der Gefäße und der Zellmembran der Erfolgszellen kein Mittlergewebe eingeschaltet. Dieser Raum ist von kollagenem Bindegewebe erfüllt. Eine besondere Erwähnung bedürfen an dieser Stelle die schlanken Bindegewebszellen, die in einer immer wieder zu beobachtenden Reihe einen deutlichen, von kollagenen Fasern erfüllten inneren Bereich der Adventitia gegen die äußere Adventitia abgrenzen. In dieser inneren Adventitiazone werden die sog. vegetativen Endorgane beobachtet. Welche Aufgabe diese Bindegewebszellen gerade an dieser Stelle haben, kann noch nicht gesagt werden. Ihr Vorhandensein ist jedoch bemerkenswert. Bindegewebszellen ähnlicher Struktur konnten auch anderenorts, so im Bereich der Schilddrüse zwischen den perifollikulären Nervengeflechten und dem Interstitium der Drüse, in ähnlicher Weise beschrieben werden. Diese Zellen haben allerdings keinerlei Hüllfunktionen für den distalen Teil der vegetativen Fasern. Kein Befund spricht für eine Funktion dieser Zellen im Sinne der interstitiellen Zellen BOEKES oder der interkalären Zellen FEYRTERs. Wenn Überträgerstoffe sezerniert werden, dann geschieht diese Sekretion sicherlich mittels der cytoplasmatischen Strukturen des Axoplasmas. Die überaus zahlreichen Bläschen, wie auch die in größerer Zahl hier in der äußersten Peripherie des Axons anzutreffenden Mitochondrien, sprechen eher dafür, daß dieses Cytoplasma Überträgerstoffe bereitet. Ein morphologisches Äquivalent dieser Stoffe kann außerhalb des Axoplasmas nur selten einmal in Form von Bläschen und elektronendichten Partikeln beobachtet werden. Im allgemeinen stellt sich der Raum außerhalb der synaptischen Membran des Axons substanzgefüllt in basalmembranartiger Dichte dar. Das Vorhandensein einer humeralen Reizübertragung erhält durch die elektronenmikroskopischen Befunde eine weitere Stütze. JABONNERO hat in den Arbeiten der letzten Jahre diesen Übertragungsmodus an den Begriff einer plexiformen Synapse auf Distanz geknüpft. Die exakten Arbeiten JABONEROS, besonders aber auch seine Untersuchungsergebnisse über die Gefäßinnervation, die er auf dem Symposion über das neurovegetative System der gesunden und kranken Haut des Menschen in Wien 1957 zur Diskussion stellte, kommen den elektronenmikroskopischen Befunden sehr nahe. Ich möchte jedoch meinen, daß die Untersuchungen der Elektronenmikroskopie u. a. das Verhältnis des Leitgewebes zu den Axonen aufgedeckt haben und daß in besonderer Weise die Feinstruktur des Cytoplasmas der Schwannschen Zellen, wie auch der Axone, bekannt geworden ist. Besonders diese Befunde sind es, die an den Ergebnissen JABONEROS hier und da eine geringe Korrektur erforderlich machen. So glaube ich, daß JABONERO die präterminalen Strecken vegetativer Axonbündel in seine Betrachtungen über die Synapse auf Distanz miteinbezieht. Ich bin jedoch der Meinung, daß die vegetative Synapse vor allen Dingen durch eine freie Oberfläche der sezernierenden Zelle, also des Axons, gekennzeichnet ist. Solange die Axonbündel innerhalb der Umhüllung durch die Schwannsche Zelle liegen, ist eine Sekretion nach meiner Meinung nicht möglich und konnte bisher auch durch keinerlei morphologischen Befund unter Beweis gestellt werden. Diese Zusammenhänge zwischen nervösem Gewebe und Leitgewebe konnte JABONERO trotz seiner ungewöhnlich guten Methodik, wegen des geringen Auflösungsvermögen des Lichtmikroskopes, nicht sehen. Auch glaube ich auf Grund der heute dargelegten Befunde, daß eine vegetative Faserstrecke nicht ohne Ende ist. Ich habe schon früher auf die multiterminale und gelegentlich auch auf die monoterminale Endigungsweise aufmerksam gemacht, und ich glaube, daß meine Befunde von der Gefäßwand ein reelles Ende der vegetativen Nervenfaser demonstrieren können (Abb. 7a und b). Mit dieser Demonstration vegetativer Endorgane in Form multiterminaler Synapsen in der inneren Zone der Adventitia glaube ich, die These JABONEROS von der „Innervation in Bausch und Bogen" korrigieren zu müssen. Ich bin der Meinung, daß die enge Zuordnung des nervösen Gewebes zum Effectorgewebe, also hier im Bereich der Arterienwandung zu den plumpen, großen Fortsätzen der Mediazellen, trotz der großen Weite des intersynaptischen Spaltes, für eine gezielte Innervation spricht, und daß damit eine Totalinnervation der Gesamtheit geweblicher Elemente eines umschriebenen Bezirkes nicht bewiesen werden kann. JABONERO spricht zwar nicht von „uninnervierten", sondern vielmehr von „nichtempfindlichen" Elementen des Gewebes und schließt damit eine Totalinnervation selbst aus. Ich kann mir das Auftreten einer Receptorsubstanz an den zu innervierenden Zellen ebenso gut vorstellen wie ein Auftreten einer Esterase an den nicht zu innervierenden Elementen eines Gewebsbezirkes, die ein Eindringen des Überträgerstoffes in das jeweilige Cytoplasma verhindert. Ich möchte allerdings hier Spekulationen vermeiden und die Antwort auf diese zahlreichen Fragen einer exakten histochemischen Kontrolle dieses peripheren Bereiches des vegetativen Systemes überlassen. So lange wir von dem Chemismus dieses Bezirkes nicht mehr wissen als heute, ist eine Diskussion über die Wirkungsweise des Überträgerstoffes an vegetativen Synapsen spekulativ. Während einer morphologischen Untersuchung kann man sich ja doch dem Eindruck einer engen Zuordnung des Nervengewebes zum Effectorgewebe nicht entziehen, wo immer man auch beobachtet. Ich habe darauf in meinen Untersuchungen der letzten Jahre immer wieder hingewiesen. So kann man beispielsweise im Bereiche der Schilddrüse einen perifollikulären Nervenplexus von einem perivasalen deutlich unterscheiden. Es ist nicht anzunehmen, daß eine derartige Zuordnung zu einem bestimmten Teil eines Organes rein zufällig und bedeutungslos ist, und daß man, um beim Beispiel der Rattenschilddrüse zu bleiben, dann auch mit *einem* Geflecht und mit einer „Innervation in Bausch und Bogen" auskäme. Offensichtlich wird doch hier durch das Vorhandensein und die gleichzeitige enge räumliche Nachbarschaft zweier Nervenplexus innerhalb der Schilddrüse jeweils auf eine bestimmte Effectorstruktur gezielt. Auch hier im Bereich der Gefäßwand

kann das Ziel eines Überträgerstoffes von Axonen um Muskelfortsätze herum doch
nur die glatte Muskulatur der Media sein. Es erhebt sich die Frage, in welcher
Weise ein einer einzelnen Muskelzelle einmal übermittelter Reiz den benach-
barten Muskelzellen der Arterienmedia mitgeteilt wird, denn nicht jede Muskelzelle der Media besitzt Kontakt zum Nervengewebe. Ob diese Reizübertragung
innerhalb eines gleichförmigen Gewebes auf elektrischem oder ebenfalls auf
humeralem Wege erfolgt, kann aus den Befunden nicht geschlossen werden. Der
erstere Weg wird durchaus für möglich gehalten. Ob das Endothel der Arterien
und Arteriolen ebenfalls von einem Reiz aus der inneren Adventitiazone her
erreicht wird, kann nicht gesagt werden. Axone reichen nicht bis hierher, jedoch
dürfte das Beispiel der Endothelinnervation an Capillaren auf die Reizempfind-
lichkeit des Endothels hinweisen. Es sei denn, daß es sich hier an den Capillaren
gar nicht um eine efferente, sondern um eine afferente Erregungsleitung handelt,
d. h. daß der pericapilläre Raum möglicherweise von Chemoreceptoren abgetastet
wird. Ich habe besonders bei meinen Untersuchungen an der Schilddrüse an eine
solche Funktion der einzelnen vegetativen Nervenkontakte an den Schilddrüsen-
capillaren gedacht. Wie dem auch sei, erscheint der Modus der Reizübertragung
von einer Muskelzelle der Arterienwandung auf die benachbarte noch nicht geklärt.
Die von THAEMERT beschriebenen Brücken zwischen glatten Muskelzellen habe
ich niemals gesehen. Ich glaube auch nicht, daß es sich bei der glatten Muskulatur
der Arterienmedia um ein Syncytium handelt. Eher ist an eine Reizübertragung
von Muskelzelle zu Muskelzelle auf elektrischem Wege zu denken. Die Inter-
cellularspalten der Arterienmedia sind stellenweise außerordentlich eng und kommen
in ihrer Weite einem intersynaptischen Spalt einer zentralen Synapse sehr nahe.

Welchen Wert die unterschiedliche Dichte der vegetativen Innervation hat,
kann ebenfalls nicht durch die wenigen bisher vorliegenden Befunde geklärt
werden. Es ist aber daran zu denken, daß ein große Dichte vegetativer Synapsen,
wie sie beispielsweise an den Arteriolen der Schilddrüse gefunden werden konnte,
für eine schnelle und gründliche Beeinflussung dieses Strombahnabschnittes
spricht. Eine geringere Dichte des vegetativen Netzes wird auch zu einer trägen
Reizübertragung führen. Auf Grund meiner bisherigen Beobachtungen kann ich
sagen, daß die größere Dichte der präterminalen vegetativen Nervenfasern und der
Synapsen im Bereich der Muskelgefäße der Skeletmuskulatur an den kleineren
Arterien, im Bereiche der Organgefäße (Drüsen) an den Arteriolen, zu suchen ist.
Da unsere eigenen Untersuchungen noch in keiner Weise als abgeschlossen gelten
können, bitte ich diese Angaben nur als vorläufige Mitteilung zu betrachten, doch
sind diese Befunde so bemerkenswert, daß sie hier mitgeteilt werden sollen.
Angaben der Vertreter der Netztheorie über das Vorkommen vegetativer Nervenfasern im Bereiche der Arterienmedia zwischen den Zellen bis zum Endothel
können in keiner Weise bestätigt werden. Innerhalb der Media, das sei nochmals
betont, werden keine vegetativen Nervenfasern gefunden. Der Ort der Synapse
der Arterienwandung ist, auf Grund meiner Untersuchungen, die innere Zone
der Adventitia, und die hier anzutreffenden Muskelzellfortsätze dürften als
postsynaptische Strukturen anzusprechen sein.

Zusammenfassung

1. Es werden Befunde über die Innervation von Arterien, Arteriolen und
Capillaren mitgeteilt.

2. Die Innervation der Gefäße geschieht durch periphere vegetative Synapsen in Form multiterminaler Synapsen. An der Arterienwandung stellen sich diese multiterminalen Synapsen in Form vegetativer Endorgane dar, die aus mehreren Axonen und dem Leitgewebe bestehen.

3. Diese Endorgane finden sich in der inneren Zone der Adventitia. Dieser Bereich ist gekennzeichnet durch die äußerste Lage der Elastica externa und einer Reihe von Bindegewebszellen, die an ihren langen, fadenförmigen Ausläufern kenntlich sind. Die Mediamuskulatur schickt durch Lücken der Elastica externa plumpe, gelegentlich auch schlankere Cytoplasmaausläufer in diesen Raum. Hier kommen diese Fortsätze der Muskelzellen in enge Nachbarschaft zu den vegetativen Endorganen, die sie häufig bogen- oder körbchenförmig umgeben.

4. Es werden Befunde vorgewiesen, die ein reelles Ende der vegetativen Nervenfaser in der genannten Zone der Gefäßwandung zu beweisen scheinen. Aus diesen Befunden geht hervor, daß hier in der inneren Zone das Schwannsche Leitgewebe in Form zipfliger, mikrovillusähnlicher Ausläufer endet. Verschiedentlich werden diese spitzen Cytoplasmaausläufer des Leitgewebes in die Elastica externa eingelagert gefunden. Es hat den Anschein, als ob die vegetativen Endorgane sich mit Hilfe dieser Cytoplasmaausläufer in der inneren Zone bzw. an der Elastica externa festheften.

5. Es wird auf Strukturunterschiede des Cytoplasmas von Schwannschen Zellen aus dem Bereich der Periadventitia und der inneren Zone der Adventitia hingewiesen.

6. Im Prinzip unterscheidet sich die Innervation der Arteriolen und der Capillaren nicht von derjenigen der Arterien. Befunde über Arteriolen- und Capillarinnervation werden im einzelnen beschrieben.

7. Es wird darauf aufmerksam gemacht, daß das Elektronenmikroskop zwar keine prinzipiellen Unterschiede in der Bauweise peripherer vegetativer Synapsen an den Gefäßen aufzeigen konnte, daß aber doch Unterschiede in der Verteilung, sowohl präterminaler vegetativer Fasern, als auch deren Synapsen in den verschiedenen Bereichen des Kreislaufes, bestehen.

8. Aus der Cytoplasmastruktur der vegetativen Endorgane und aus der Art ihrer Verbindung zum Effectorgewebe wird auf einen humeralen Übertragungsmodus des Reizes geschlossen. Eine bestimmte Weite des intersynaptischen Spaltes ist offenbar kein signifikantes Merkmal vegetativer Synapsen.

9. Es wird auf die strenge Zuordnung des Nervengewebes zu dem jeweiligen Effectorgewebe verwiesen. So können innerhalb eines Organes auf engem Raum zwei verschiedene vegetative Nervengeflechte zur Beobachtung kommen. Als Beispiel wird die Schilddrüse genannt, wo neben starken perivasalen Geflechten schwächere perifollikuläre Faserbündel beobachtet werden können. Würde die These einer Totalinnervation eines Gewebsbezirkes richtig sein, dann würde sich die Zuordnung der vegetativen Nervenfasern zum jeweiligen Effectorgewebe erübrigen.

10. Die Untersuchungen an den Gefäßen haben wiederum ergeben, daß an der Individualität des einzelnen Axons und auch aller übrigen Zellbestandteile des untersuchten Gewebes und der untersuchten Organe kein Zweifel bestehen kann. Auch diese Untersuchungen sind damit eine weitere Stütze für den neuronalen Aufbau des vegetativen Nervensystems.

Literatur

BOEKE, J.: Innervationsstudien. IV. Die efferente Gefäßinnervation und der synaptische Plexus im Bindegewebe. Z. mikr.-anat. Forsch. **33**, 276—328 (1933).

BRETTSCHNEIDER, H.: Elektronenmikroskopische Untersuchungen an marklosen vegetativen Nervenfasern. Verh. anat. Ges. 1959. Ergh. Anat. Anz. **106/107**, 166—179 (1960).

— Über die Endigungsweise peripherer vegetativer Nervenfasern. Z. Zellforsch. **51**, 444—455 (1960).

— Elektronenmikroskopische Untersuchungen über die Innervation der glatten Muskulatur des Darmes. Z. mikr.-anat. Forsch. **68**, 333—360 (1962).

— Elektronenmikroskopische Studien zur vegetativen Gefäßinnervation. 58. Vers. der Anat. Gesellschaft in Genua am 13. Juni 1962. Ergh. Anat. Anz. (im Druck).

FEYRTER, F.: Die normale und pathologische Anatomie der vegetativen nervösen Peripherie unter besonderer Berücksichtigung der intercalären Elemente (BOEKE). Acta neuroveg. (Wien) **4**, 165—176 (1952).

JABONERO, V.: Mikroskopische Studien über die Morphologie und die Morphopathologie der vegetativen Innervation der menschlichen Haut. Acta neuroveg. (Wien) **18**, 67—154 (1958).

— Die plexiforme Synapse auf Distanz und die Bedeutung der sogenannten intercalären Zellen. Acta neuroveg. (Wien) **19**, 276—302 (1959).

— R. LOPEZ PRIETO, A. PEREZ CASAS u. M. E. BENGOECHEA: Neue Beobachtungen über die Endigungsweise der efferenten vegetativen Nervenbahnen. Eine experimentell morphologische und histochemische Analyse. Z. mikr.-anat. Forsch. **67**, 1—30 (1961).

KRAPP, J.: Elektronenmikroskopische Untersuchungen über die Innervation von Iris und Corpus ciliare der Hauskatze unter besonderer Berücksichtigung der Muskulatur. Z. mikro.-anat. Forsch. **68**, 418—447 (1962).

REISER, K. A.: Bemerkungen zum Feinbau der vegetativ-nervösen Peripherie. Acta neuroveg. (Wien) **4**, 179—187 (1952).

STÖHR, PH.: Mikroskopische Anatomie des vegetativen Nervensystems. Im Handbuch der mikroskopischen Anatomie des Menschen. Berlin-Göttingen-Heidelberg: Springer 1957.

THAEMERT, J. C.: Intercellular bridges as protoplasmic anastomoses between smooth muscle cells. J. biophys. biochem. Cytol. **6**, 67—70 (1959).

Aus dem Physiologischen Institut der Universität Marburg/Lahn

Physiologie der menschlichen Hautdurchblutung

Von

HERBERT HENSEL

Mit 10 Abbildungen

Die menschliche Hautdurchblutung besitzt sowohl quantitativ wie qualitativ eine regional außerordentlich differenzierte Struktur, die nur am Menschen selbst untersucht werden kann (vgl. HERTZMAN; COOPER). Daher möchte ich mich bei der Behandlung einiger aktueller Probleme aus der Physiologie der Hautdurchblutung soweit wie möglich auf unmittelbare Befunde am Menschen beschränken.

Die Hautdurchblutung ist dadurch gekennzeichnet, daß die lokalnutritiven Bedürfnisse der Haut selbst nur eine verhältnismäßig geringe Bedeutung haben; die entscheidenden Faktoren, welche die Durchblutung bestimmen, sind vielmehr in übergeordneten Funktionssystemen zu suchen. Unter ihnen nimmt beim Menschen die Temperaturregelung den ersten Platz ein. Man darf sagen, daß die Steuerung des konvektiven Wärmetransportes gewissermaßen die spezifische Funktion der menschlichen Hautdurchblutung ist, wogegen andere Einflüsse, wie die Beteiligung der Hautgefäße an allgemeinen Kreislaufreaktionen, an Bedeutung zurücktreten oder zumindest im Falle einer Konkurrenzsituation gegenüber der Thermoregulation unterliegen.

Wie bei allen Gefäßgebieten, so wird auch an der Haut die Durchblutungsgröße einerseits durch lokale Einflüsse, andererseits durch Fernwirkungen auf nervalem oder humoralem Wege bestimmt. Während die lokalen Stoffwechselbedürfnisse unter normalen Bedingungen kaum einen nennenswerten Einfluß haben dürften, sondern von anderen Faktoren überlagert werden, so ist die menschliche Haut hingegen wie kein zweites Organ einer Fülle von äußeren Reizen ausgesetzt, die sowohl auf lokalem wie auf zentral-reflektorischem Wege die Hautdurchblutung beeinflussen können.

Ich werde mich zunächst einigen Fragen der lokalen Gefäßreaktionen zuwenden. Vasoconstrictionen der Haut bei örtlichen Kältereizen sind auch noch nach Ausschaltung der vasoconstrictorischen Innervation auszulösen (FREEMAN; CLARKE et al.). Es ist sehr wahrscheinlich, daß es sich hier um eine direkte Kältewirkung auf die Gefäßmuskulatur handelt, denn auch isolierte Arterien (SMITH; KEATINGE) und andere Organe mit glatter Muskulatur (PERKINS et al.) können sich bei Abkühlung kontrahieren. Ebenso spielen lokale Reaktionen, deren Wirkungsmechanismus wir allerdings noch nicht näher kennen, eine wesentliche Rolle bei der Vasodilatation der menschlichen Haut bei örtlicher Erwärmung. RODDIE und SHEPHERD haben versucht, diesen Anteil an der Hand abzuschätzen, indem sie direkte und indirekte Erwärmung getrennt und in Kombination untersuchten. Dabei konnte die durch Aufheizung des gesamten Körpers erzielbare maximale Vasodilatation der Hand, die einer Durchblutungsgröße von etwa 40 ml/100 ml/min entspricht, noch um weitere 30% gesteigert werden, wenn die Hand lokal stark erwärmt wurde.

Ein bis heute noch nicht geklärtes lokales Durchblutungsphänomen ist die von LEWIS beschriebene Kälte-Vasodilatation der Finger und Zehen, auch als "hunting reaction" bezeichnet. Dabei wird die starke Vasoconstriction periodisch durch Dilatationen mit sehr hohen Durchblutungswerten unterbrochen. Es kann kein Zweifel bestehen, daß es sich im wesentlichen um ein lokales Phänomen handelt, welches auch nach Ausschaltung der Innervation weiterbesteht (GREEN-FIELD et al.). Einen bemerkenswerten Aspekt zur Frage des Entstehungsmechanismus, wenn auch vielleicht noch keine vollständige Erklärung, haben Versuche von KEATINGE an isolierten Arterien erbracht. Während sich die Gefäße bei Abkühlung zunächst kontrahieren, erlischt die Kontraktion bei Temperaturen unterhalb 10°C, also gerade in dem Temperaturbereich, der zur Kältedilatation führt.

Lokale Vasodilatationen der Haut nach Ultraviolettbestrahlung, nach Erwärmung oder Applikation von Nicotinsäureestern bleiben nicht nur auf den unmittelbaren Ort der Einwirkung beschränkt, sondern können sich mehrere Zentimeter weit in die Umgebung ausbreiten. Nachdem bislang meist der etwas ominöse „Axonreflex" zur Erklärung dieses Phänomens herangezogen wurde, diskutiert man jetzt auch die Möglichkeit einer Fortleitung der vasodilatatorischen Welle in der Gefäßwand. CROCKFORD u. Mitarb. haben neuerdings gezeigt, daß die lokale Ausbreitung der cutanen Vasodilatation in der menschlichen Haut auch dann nicht unterbrochen wird, wenn sämtliche in Frage kommenden Nervenverbindungen ausgeschaltet sind. Dagegen unterdrückt eine intracutane Adrenalininjektion die Fortpflanzung der dilatatorischen Welle. Wahrscheinlich handelt es sich um dieselbe Erscheinung wie die von HILTON im Tierversuch beobachtete Ausbreitung einer dilatatorischen Welle in der Arterienwand. Auch hier läßt sich die Ausbreitung, deren Fortpflanzungsgeschwindigkeit von 10 cm/sec alle bisher bekannten nervalen Vorgänge ausschließt, durch Adrenalin lokal unterdrücken.

Einen Befund möchte ich bei der Besprechung der lokalen Durchblutungsmechanismen noch erwähnen, der mit der vieldiskutierten Frage einer selektiven oder vielleicht sogar antagonistischen Steuerung verschiedener Strukturen der

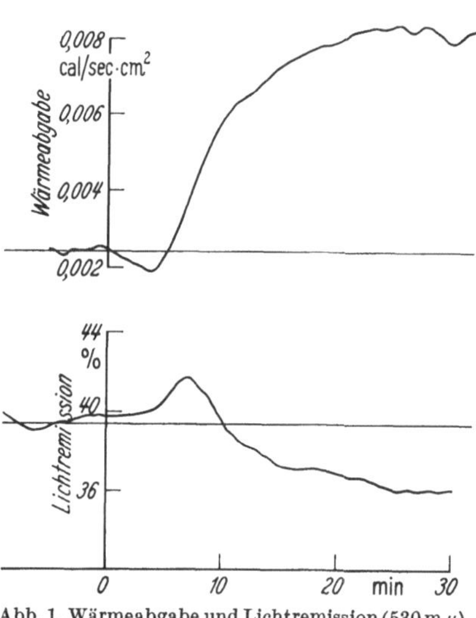

Abb. 1. Wärmeabgabe und Lichtremission (530 mμ) an der Brusthaut eines Patienten mit Neurodermitis nach Applikation von Nicotinsäurebenzylester (nach DOERR)

Endstrombahn zusammenhängt. Bei Applikationen von Nicotinsäureestern auf die Haut steigt die Hautdurchblutung auf ein Mehrfaches an, gleichzeitig tritt

eine starke Rötung ein. Bei Patienten mit Neurodermitis hingegen können Hautfarbe und Hauttemperatur nach Anwendung von Nicotinsäureestern sich antagonistisch verhalten in dem Sinne, daß die Hauttemperatur ansteigt, während die
Haut gleichzeitig blaß wird. Dieses Verhalten konnte DOERR auch mit objektiven
Registriermethoden bestätigen (Abb. 1). Die calorimetrisch bestimmte Durchblutungsgröße steigt bis zum Mehrfachen des Ausgangswertes an, gleichzeitig
zeigt die Reflexphotometrie ein deutliches Abblassen der Haut, wie es auch dem
unmittelbaren visuellen Befund entspricht. Es wäre natürlich verlockend, hier
etwa ein gegensinniges Verhalten von Capillaren und arteriovenösen Kurzschlüssen anzunehmen, aber ebensogut ist es denkbar, daß hier eine unterschiedliche Reaktion oberflächlicher und tieferer Gefäßschichten vorliegt.

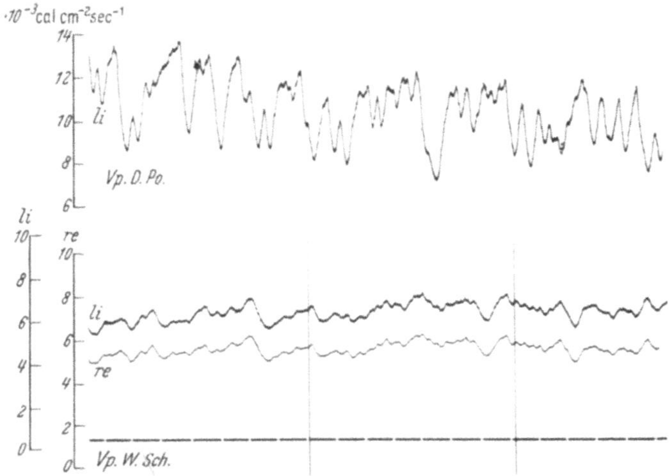

Abb. 2. Strömungscalorimetrische Registrierung der spontanen vasomotorischen Rhythmik an der Handfläche
bei zwei verschiedenen Versuchspersonen unter gleichen thermoindifferenten Raumbedingungen
(nach HENSEL 1955)

Den lokalen und regionalen Vorgängen steht die zentral-vasomotorische
Steuerung der menschlichen Hautdurchblutung gegenüber (HENSEL 1955;
HERTZMAN). Registriert man beim ruhenden Menschen in thermoindifferenter
Umgebung die Hautdurchblutung an der Hand, so sieht man die bekannten
vasomotorischen Wellen mit einer Hauptperiodik von etwa 1 min. Abb. 2 zeigt
ein Beispiel, bei dem die Hautdurchblutung bei zwei verschiedenen Versuchspersonen unter genau gleichen Außenbedingungen registriert wurde. Die großen
individuellen Unterschiede sind bis zu einem gewissen Grade für die einzelnen
Versuchspersonen charakteristisch, aber im einzelnen noch nicht systematisch
erforscht. Der Durchblutungsrhythmus ist zentral über vasomotorische Nerven
gesteuert, was man daran sieht, daß er bis in feinste Einzelheiten an beiden
Händen synchron abläuft und daß er nach Nervenblockade erlischt.

Wie die gleichzeitige Registrierung der Muskeldurchblutung mittels Wärmeleitsonden (HENSEL 1962) an beiden Unterarmen und der Wade ergibt, entspricht
diesem cutanen Durchblutungsrhythmus ein phasengleicher, aber gegensinniger
Durchblutungsablauf in der Skeletmuskulatur (Abb. 3), dessen zentral-vasomotorische Genese ebenfalls erwiesen ist (GOLENHOFEN u. HILDEBRANDT). Ich

möchte hier auf die Steuerung der menschlichen Muskeldurchblutung, die ja
noch im nächsten Referat ausführlicher behandelt wird, nur soweit eingehen, als
sie den Antagonismus zur Hautdurchblutung betrifft. Seit die Extremitäten-
Plethysmographie durch differenzierte Registriermethoden der Haut- und
Muskeldurchblutung ergänzt wurde, sind gegenseitige Verhaltensweisen beider
Gefäßgebiete nicht nur bei den spontanen Durchblutungsschwankungen, sondern
auch bei einer großen Zahl reaktiver Änderungen beobachtet worden. Minder-
durchblutungen der Haut mit Mehrdurchblutungen der Skeletmuskulatur treten
auf bei Affekten (GOLENHOFEN et al.), beim Rauchen (RUEF et al.), nach intra-
venöser oder intraarterieller
Gabe kleiner Adrenalindosen
(BOCK et al.) und initial bei
Abkühlung des Körpers (BAR-
CROFT et al.; GOLENHOFEN
1959).

Die Entstehung dieses An-
tagonismus ist noch unbe-
kannt, ich halte es aber für
wenig wahrscheinlich, daß er
auf einer antagonistischen Gefäßinnervation beruht. Vielmehr spricht manches dafür —
wie etwa die antagonistische
Reaktion von Haut- und Muskelgefäßen bei intraarterieller
Adrenalingabe oder sogar bei
Kühlung der isolierten, dener-
vierten Extremität (PAPPEN-

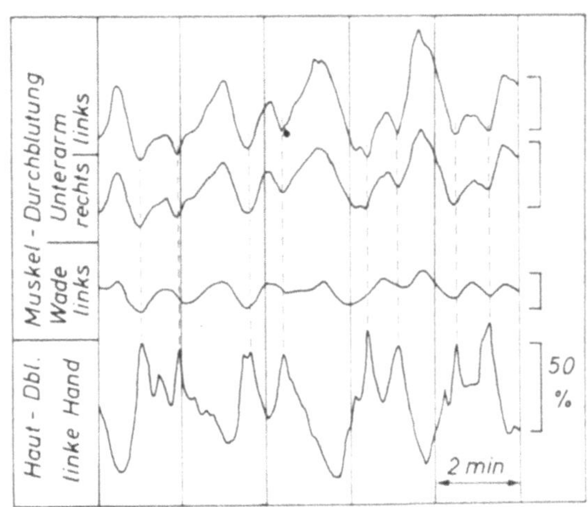

Abb. 3. Registrierung der spontanen Durchblutungsrhythmik
mittels Wärmeleitsonden an verschiedenen Haut- und
Muskelpartien (nach GOLENHOFEN 1962)

HEIMER et al.), daß es sich um unterschiedliche Reaktionsweisen der peripheren
Gefäße auf die gleichen vasomotorischen Impulse handelt.

Die Hautgefäße an der Hand und am Fuß — genauer gesagt: an den Palmar-
und Plantarflächen — stehen praktisch nur unter einem vasoconstrictorischen
sympathischen Tonus. Das zeigt sich daran, daß nach Sympathektomie oder
Nervenblockade die Durchblutungswerte sehr stark ansteigen, und daß es nicht
gelingt, eine reflektorische Hitzedilatation auszulösen, welche größer wäre als der
Durchblutungsanstieg nach Ausschaltung des Vasoconstrictorentonus (GASKELL;
RODDIE et al. 1957b). Eine Ausnahme freilich möchte ich hier nicht unerwähnt
lassen, obzwar sie gar nicht in Widerspruch zu den normalen Befunden steht. An
Versuchspersonen mit Hyperhidrosis steigt die Handdurchblutung im Gegensatz
zu den normalen Verhältnissen beim Kopfrechnen stark an, und dieser Effekt ist
durch Sympathektomie ausschaltbar, also sicher über sympathische Fasern
übermittelt (ALLWOOD et al.). Vermutlich werden hier im Zusammenhang mit der
übersteigerten Schweißdrüsentätigkeit größere Bradykininmengen freigesetzt,
ein Mechanismus, auf den ich später noch genauer einzugehen habe.

Unter einem sympathischen Vasoconstrictorentonus stehen nicht nur die
Arteriolen als Widerstandsgefäße, sondern auch die Kapazitätsgefäße der Haut,
die Venen, mit deren Vasomotorik sich die Forschung in der letzten Zeit zuneh-

mend beschäftigt hat. Der Venoconstrictorentonus bestimmt nicht so sehr die Durchblutungsgröße als vielmehr das Blutvolumen der Haut. In den meisten Hautarealen, die Extremitätenenden ausgenommen, ist er eher noch stärker ausgeprägt als der arterioconstrictorische Tonus (HERTZMAN), folgt aber im übrigen ähnlichen Gesetzmäßigkeiten, wie wir sie von der arterioconstrictorischen Innervation kennen. Auch die Reaktion der Kapazitätsgefäße auf Adrenalin und Noradrenalin unterscheidet sich nicht vom Verhalten der Widerstandsgefäße, während gewisse Unterschiede in der Reaktion auf 5-Hydroxytryptamin und Histamin bestehen (GLOVER et al.).

Auf direkte und indirekte Kältereize erhöht sich der Venomotorentonus erheblich (COLES u. PATTERSON; KIDD u. LYONS; THRON et al.). Ein wesentlicher Unterschied zeigt sich hingegen bei direkter und indirekter Erwärmung der Haut, denn während die Widerstandsgefäße sich stark dilatieren, ist die Venodilatation nur schwach ausgeprägt, auch wenn der Blutstrom durch die Haut stark erhöht ist (COLES u. PATTERSON; KIDD u. LYONS).

Auch die arteriovenösen Anastomosen der menschlichen Akren dürften nach unseren heutigen Kenntnissen nicht anders innerviert sein als die übrigen Widerstandsgefäße dieser Areale, nämlich vorwiegend durch constrictorische Fasern. Jedenfalls kennen wir am Menschen bislang keinen physiologischen Befund, der für eine selektive Innervation sprechen würde, womit natürlich nicht bestritten sein soll, daß bei einer allgemeinen thermoregulatorischen Durchblutungssteigerung der Akren die durchfließende Blutmenge sich stark zugunsten der Anastomosen verschieben kann, denn der Strömungswiderstand einer eröffneten arteriovenösen Anastomose dürfte mindestens um 2 Zehnerpotenzen kleiner sein als der einer Capillare. Aus der Tatsache allein, daß in den arteriovenösen Anastomosen der Finger — wie übrigens auch in den Arterien — histochemisch Cholinesterasen nachweisbar sind (HURLEY u. MESCON), kann man wohl kaum eine cholinerge dilatatorische Innervation postulieren. Jedenfalls würde dies in Widerspruch stehen zum Verhalten bei Hitze, wo die Vasodilatation der Hand ausschließlich auf einem Nachlassen des Constrictorentonus beruht und weder durch Nervenblockade noch durch intraarterielle Atropingabe reduziert wird, im Gegensatz zur Hitzevasodilatation des Unterarms (RODDIE et al. 1957a, b).

Damit komme ich zu der schon seit Jahrzehnten umstrittenen Frage vasodilatatorischer Nerven der Haut. Hier haben sich in den letzten Jahren entscheidende Wandlungen in unseren Anschauungen vollzogen. Nachdem man zunächst auf Grund verschlußplethysmographischer Messungen die starke Durchblutungszunahme an Unterarm und Wade bei indirekter Erwärmung auf die Skeletmuskulatur bezogen hatte, haben gleichzeitige Messungen mit der Wärmeleitsonde gezeigt, daß die Muskeldurchblutung sich nicht ändert oder sogar abnimmt (Abb. 4). Es ist also die gesamte thermische Vasodilatation — ungeachtet der weit überwiegenden Muskelmasse — auf die Haut zu beziehen (BARCROFT et al.). Dieser Befund, der nicht zuletzt auch ein eindringliches Beispiel für die Problematik der Verschlußplethysmographie ist, wurde inzwischen durch Messungen der O_2-Sättigung von Haut- und Muskelvenenblut (RODDIE et al., 1956) und Verschlußplethysmographie mit Adrenalin-Elektrophorese der Haut bestätigt (EDHOLM et al. 1956).

Wie kommt nun die indirekte thermische Vasodilatation in diesen Haut-
regionen zustande? EDHOLM u. Mitarb. (1957) blockierten die Hautnerven des
Unterarmes und stellten danach eine fast völlige Aufhebung der Hitze-Vaso-
dilatation fest. Das beweist zweierlei: 1. daß die Mehrdurchblutung nerval ausgelöst wird und 2. daß sie nicht wie an der Hand auf einer Hemmung des Constrictorentonus, sondern auf einer aktiven Dilatation beruhen muß. Eine genauere
Analyse zeigt, daß die nervale Dilatation dieser Hautareale zwei verschiedene
Komponenten hat; eine schwächere, die ebenso wie die Vasodilatation der Hand

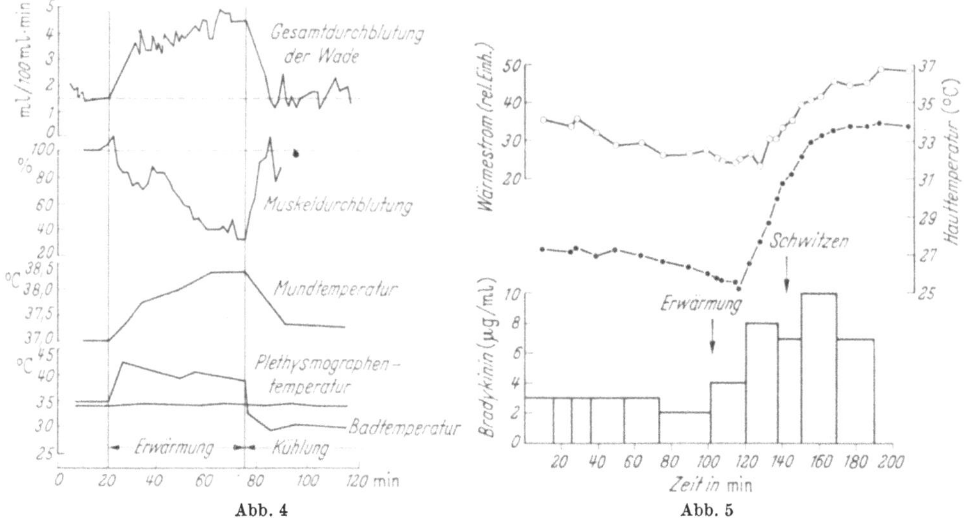

Abb. 4   Abb. 5

Abb. 4. Registrierung der Gesamtdurchblutung der Wade mittels Verschlußplethysmograph, der Wadenmusku-
latur mittels Wärmeleitsonde und der Oraltemperatur bei Aufheizung einer Versuchsperson im Bad (nach
BARCROFT et al.)

Abb. 5. Registrierung von Wärmestrom (Kreise) und Hauttemperatur (Punkte) am Unterarm und Messung der
subcutanen Bradykininfreisetzung bei indirekter Erwärmung (nach FOX und HILTON)

nicht durch Atropin zu beeinflussen und demzufolge einem nachlassenden nor-
adrenergen Constrictorentonus zuzuschreiben ist, und eine stärkere, durch
Atropin hemmbare, also cholinerge aktive Dilatation (RODDIE et al. 1957a).

Fox und HILTON haben die experimentell gut fundierte These aufgestellt, daß
die cholinerge Innervation nicht direkt an den Gefäßen angreift, sondern an den
Schweißdrüsen, und daß die Vasodilatation erst sekundär durch Freisetzung des
äußerst stark vasodilatierenden Polypeptids Bradykinin erfolgt. Tatsächlich
konnten sie mit der Vasodilatation und erhöhten Schweißproduktion auch stark
erhöhte Mengen von Bradykinin in der subcutanen Gewebsflüssigkeit finden
(Abb. 5). Die Freisetzung des Bradykinins soll so erfolgen, daß bei Reizung der
Schweißdrüsen ein Enzym freigesetzt wird, welches die Bildung von Bradykinin
aus inaktiven Proteinen der Gewebsflüssigkeit katalysiert. Mit dem Bradykinin,
einem Nonapeptid, dessen Synthese übrigens 1960 gelungen ist (BOISSONNAS
et al.), kennen wir ein neues körpereigenes gefäßerweiterndes Prinzip, dessen
physiologische Bedeutung hoffentlich besser begründet ist als die der übrigen
mehr als 70 körpereigenen Substanzen, die im Laufe der Jahre als Kandidaten
für eine funktionelle Vasodilatation aufgestellt wurden, aber nach einer soeben

Tabelle 1. *Vorwiegende Mechanismen der Durchblutungssteigerung*

Hautareal	Aktive Vasodilatation	Abnahme des Constrictorentonus	Thermisches Schwitzen	Gustatorisches Schwitzen
Kopf				
Stirn	+	—	ausgeprägt	ja
Nase	—	+	undeutlich	
Wange	+	—	ausgeprägt	ja
Lippe	—	+		
Kinn[1]	+	—	ausgeprägt	ja
Ohr	—	+	undeutlich	
Obere Brustregion	+	—		
Gliedmaßen				
Hand	—	+	schwach	
Unterarm[1]	+	—	ausgeprägt	
Oberarm	+	—		
Oberschenkel[1]	+	—		
Wade[1]	+	—		

[1] Vasoconstrictorenfasern bekannt als Vermittler regionaler Durchblutungsabnahmen bei Kühlung des Körpers (nach COOPER).

erschienenen Übersicht von HILTON alle einer kritischen Prüfung nicht standhalten.

Die Forschungsergebnisse der letzten Jahre machen es erforderlich, unsere noch sehr einseitigen Anschauungen über die menschliche Hautdurchblutung, die einer methodisch bedingten Bevorzugung weniger Areale entspringen, gründlich zu revidieren (vgl. COOPER). Eine differenziertere Betrachtung der regionalen Besonderheiten der Durchblutungssteuerung (Tab. 1) zeigt, daß diejenigen Hautareale, bei denen eine aktive nervale Vasodilatation anzunehmen ist, auch eine ausgeprägte thermische Schweißsekretion besitzen, während sie in Gebieten mit vorwiegend constrictorischer Innervation schwach ist. Analoges gilt auch für die schweißdrüsenlosen Tiere, wie Hund und Katze, die im Gegensatz zum Menschen im wesentlichen nur eine sympathische vasoconstrictorische Innervation der Haut besitzen (FOLKOW).

Bei der Vasomotorik der menschlichen Haut können wir nunmehr 3 Haupttypen erkennen:

1. Sympathische noradrenerge Vasoconstriction, vorherrschend an den Acren, schwach ausgeprägt an den übrigen Körperstellen, am wenigsten der Kopfregion (THRON; FROESE u. BURTON).

2. Indirekte sympathische cholinerge Vasodilatation, ausgeprägt an allen Körperstellen, außer den Acren.

3. Vielleicht einen noch unbekannten Mechanismus, der bei der Errötungsreaktion ("blush") des Gesichts und der oberen Brustregion beteiligt ist (HERTZMAN).

Über die vasomotorische Innervation des Gesichts und insbesondere über die Vorgänge beim Erröten ist noch sehr wenig bekannt, was auch nicht weiter verwunderlich erscheint, da es nicht leicht sein dürfte, Versuchspersonen experimentell zum Erröten zu bringen. Diese Reaktion ändert sich nach cervicaler Sympathektomie nicht (WHITE et al.), scheint also einen anderen, noch nicht bekannten Innervationsweg zu haben.

Die thermoregulatorische Steuerung der Hautdurchblutung, auf die ich nun noch etwas näher eingehen möchte, wirkt sich so aus, daß der verhältnismäßig niedrige konduktive Anteil der Hautwärmeleitfähigkeit um einen variablen. konvektiven Anteil vermehrt wird. Die Wärmeleitzahl der nichtdurchbluteten Haut liegt nach neueren Messungen am Menschen in situ zwischen 9 und $12 \cdot 10^{-4}$ cal/cm · sec · °C (HENSEL 1962), also höher als die bisher meist angegebenen Werte. An den Fingerbeeren als besonders auf die variable Wärmeabgabe spezialisierten Flächen beträgt die Wärmeleitzahl im Mittel 11,0 (Tab. 2).

Tabelle 2. *Mittelwerte von Wärmeleitzahlen nicht durchbluteter menschlicher Gewebe*

Gewebe	Zahl der Messungen	Wärmeleitzahl 10^{-4} cal/cm sec °C	Standard-abweichung	Typ des Wärmeleitmessers
Muskel (Wade in situ)	45	12,1	±0,4	Muskelsonde
Haut (Fingerkuppe in situ) . .	37	11,0	±0,8	Hautmeßkopf
Fett (Oberschenkel exzidiert) . .	4	5,7	±0,6	Hautmeßkopf

(Nach HENSEL 1962)

Die Variation des konvektiven Wärmetransportes geht nicht nur mit Veränderungen des radialen Temperaturgradienten, sondern an den Extremitäten durch Gegenstrom-Wärmeaustausch zwischen Arterien und Venen (BAZETT et

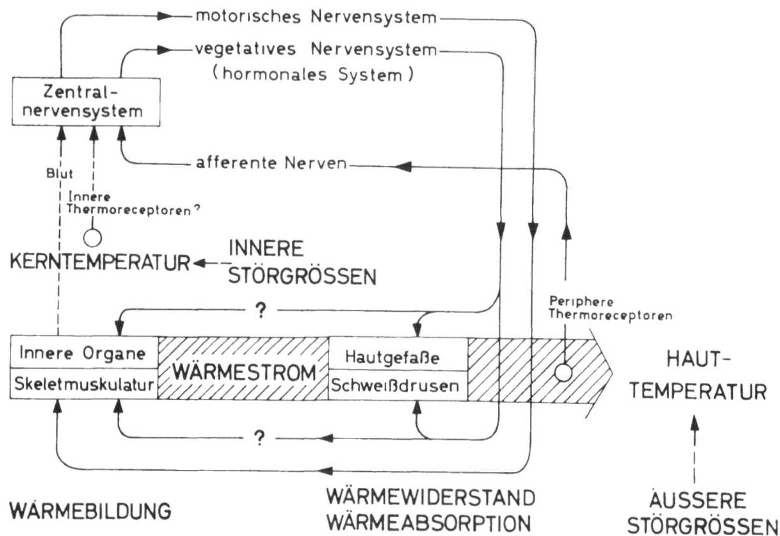

Abb. 6. Schema der menschlichen Temperaturregelung (nach HENSEL 1963)

al.; HENSEL 1959) auch mit starken Änderungen des axialen Gradienten einher, wodurch außerordentlich große Veränderungen der Wärmedurchgangszahl möglich sind (BRÜCK u. HENSEL).

In diesem Zusammenhang taucht auch die Frage nach den arteriovenösen Anastomosen der Acren auf, die seit langem als Spezialorgane des konvektiven

Wärmeaustausches galten, aber in dieser Eigenschaft erst in der letzten Zeit experimentell von PIIPER an der Hundeextremität untersucht wurden. Auch bei starker Anastomosendurchblutung, die mittels injizierter Mikrokugeln gemessen wurde, war immer noch ein vollständiger Wärmeaustausch zwischen Blut und Gewebe möglich, aber, wie PIIPER wohl mit Recht annimmt, weniger in den kurzen Anastomosen selbst, sondern vorwiegend in den nachgeschalteten kleinen Venen.

Wie man dem Schema der menschlichen Temperaturregelung (Abb. 6) entnehmen kann, sind sowohl zentrale Temperaturwirkungen als auch afferente Impulse aus den peripheren Thermoreceptoren an der Auslösung thermoregulatorischer Veränderungen der Hautdurchblutung beteiligt. Für die Abkühlung des Körpers, die ja im allgemeinen von außen einsetzt, ist die Bedeutung peripherer Afferenzen klar erwiesen; nicht so genau abgrenzbar ist deren Anteil bei Erwärmungen. In der letzten Zeit ist hierüber eine lebhafte Diskussion entbrannt, vor allem durch Arbeiten BENZINGERS, welche eine überwiegende Bedeutung der intracranialen Temperatur für die Thermoregulation des Men-

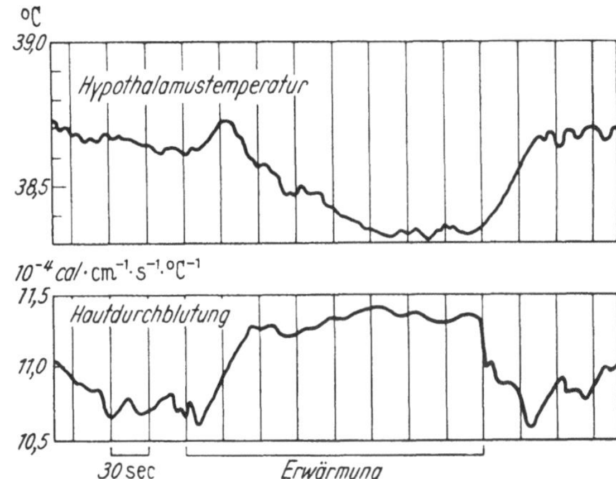

Abb. 7. Ohrdurchblutung und Hypothalamustemperatur der Katze bei Erwärmung der Vorderpfoten in Wasser von 40° C (nach KUNDT et al.)

schen unter warmen Bedingungen postulieren. Daß auch periphere Erwärmungen — ohne Erhöhung der Hypothalamustemperatur — reflektorische Vasodilatationen der Haut induzieren können, räumt BENZINGER ausdrücklich ein (l. c. S. 434), so daß also manche in dieser Hinsicht geführte Polemik — so bei COOPER — gegenstandslos ist. Es geht hier weniger um das bloße Vorhandensein als vielmehr um die Bedeutung der peripheren Temperaturkomponente im Rahmen der Gesamt-Thermoregulation für die Vasodilatation der Haut.

Erwärmt man bei der wachen Katze die Extremitäten, so dilatieren sich die Ohrgefäße sehr deutlich (KUNDT et al.), gleichzeitig sinkt die Hypothalamustemperatur um mehrere Zehntelgrad ab (Abb. 7). Das Umgekehrte sieht man bei peripherer Abkühlung. Es ist damit klar erwiesen, daß die cutane Vasodilatation in diesem Fall ausschließlich reflektorisch von der Haut ausgeht. Ähnliche Befunde sind auch am Menschen beschrieben, wenn auch nicht mit direkter Registrierung der Hypothalamustemperatur. Wärmestrahlung auf das Bein oder den Rumpf löst eine cutane Vasodilatation an der Hand aus bei deutlichem Abfall von Sublingual- und Oesophagustemperatur (KERSLAKE u. COOPER). Diese Tatsache, wie auch die Latenzzeit von nur wenigen Sekunden, sprechen sehr für eine periphere Auslösung. Dasselbe gilt auch für neuere Befunde über eine durch Wärmestrahlung ausgelöste reflektorische Schweißsekretion mit einer Latenz von nur 1,6 sec, wodurch übrigens auch die Frage einer peripher-reflektorischen Auslösung der Bradykinin-Vasodilatation in ein neues Licht rückt (BREBNER u. KERSLAKE).

Den Beweis schließlich für eine periphere Genese thermischer Fernwirkungen auf die Hautdurchblutung liefern Versuche von COOPER u. KERSLAKE, bei denen das Bein erwärmt und die Handdurchblutung registriert wurden (Abb. 8). Nach Sympathektomie des Beines war die reflektorische Vasodilatation an der Hand praktisch nicht mehr auslösbar, obwohl interessanterweise noch eine subjektive Wärmeempfindung bestand.

Dies lenkt uns auf die Möglichkeit einer Dissoziation zwischen subjektiver Temperaturempfindung und thermischen Reflexen an der Haut mit einer getrennten Leitung beider Afferenzen. Dafür sprechen auch Beobachtungen an querschnittgelähmten Patienten, bei denen umgekehrt die Temperaturempfindung des Beines erloschen ist, während von dort aus noch thermische vasomotorische

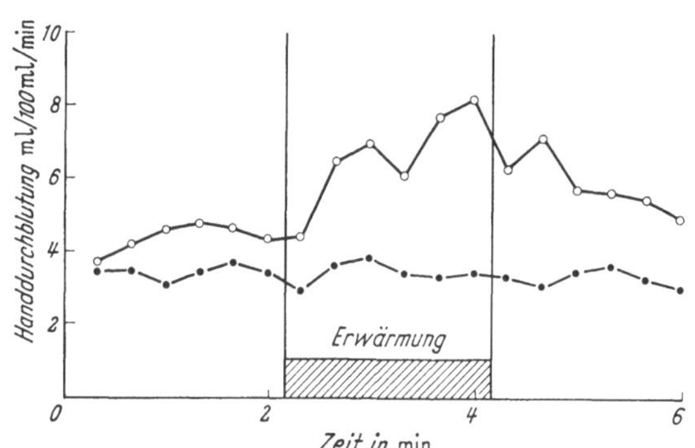

Abb. 8. Durchblutung der Hand bei Erwärmung des Beines. Kreise: Erwärmung des normalen Beines. Punkte: Erwärmung des sympathektomierten Beins. Mittelwerte von 3 Personen (nach COOPER und KERSLAKE)

Reflexe an der Hand ausgelöst werden können (Lit. b. HENSEL 1962). Man wird also für die Leitung von thermischen Afferenzen, welche die Hautdurchblutung beeinflussen, neben der klassischen spinalen Bahn vor allem auch extraspinale Leitungswege — vermutlich über den sympathischen Grenzstrang oder Geflechte der Aorta — annehmen müssen. In dem Schema in Abb. 9 habe ich versucht, die verschiedenen Möglichkeiten einer nervösen Verbindung von cutanen Thermoreceptoren und Hautgefäßen darzustellen.

Wenn ich von der topographischen Differenzierung der menschlichen Hautdurchblutung sprach, so gilt das nicht nur für die vasomotorische Innervation, sondern auch für den Ablauf der Durchblutungssteuerung unter verschiedenen Einflüssen. Wir kennen nicht nur einen Antagonismus zwischen Haut- und Muskelgefäßen, sondern auch antagonistische Reaktionsweisen einzelner Hautgebiete, deren Erforschung allerdings erst ganz in den Anfängen steht und nicht zuletzt auch eine Frage geeigneter Methoden ist.

Bei den tagesrhythmischen Schwankungen der Hautdurchblutung, welche mit der periodischen Verstellung des Sollwertes der Temperaturregelung zusammenhängen, fanden HILDEBRANDT u. ENGELBERTZ gegensinnige Verläufe der Hauttemperaturen an den Extremitätenenden und an der Stirn, aus denen man zumindest auf eine sehr unterschiedliche Verhaltensweise, wenn nicht auf einen Antagonismus der Vasomotorik in beiden Gefäßgebieten schließen kann. In den Vormittagsstunden herrscht eine constrictorische Phase an den Extremitäten, verbunden mit Anstiegen der Rectal- und der Stirntemperatur. Um zu entscheiden, ob die Stirntemperatur nur passiv der Rectaltemperatur folgt oder aber Ausdruck einer antagonistischen Vasomotorik ist, wäre es wünschenswert, die Untersuchungen durch Registrierungen mittels Wärmeleitmessern zu ergänzen, deren Anzeige von den Schwankungen der Hauttemperatur unabhängig ist.

Mit dieser Methode hat PIRLET die reflektorischen Änderungen der Hautdurchblutung an Hand und Rumpf bei thermischer Reizung der kontralateralen Hand registriert und dabei in manchen Fällen einen Durchblutungs-Antagonismus zwischen Hand und Rumpf gefunden. Wenn man hier möglicherweise noch den Einwand machen kann, die Änderungen der Rumpfdurchblutung seien passiv durch Blutdruckänderungen zustande gekommen, so ist das bei dem in Abb. 10 gezeigten Beispiel von HILLE u. LAU nicht der Fall. Hyperventilation und CO_2-Atmung führen hier ebenfalls zu gegensinnigen Durchblutungsänderungen verschiedener Hautgebiete, wobei der Blutdruck völlig konstant bleiben kann.

Auch für die Frage einer physikalischen oder pharmakologischen Therapie sind solche regionalen Unterschiede keineswegs belanglos. Ich erinnere nur an die Tatsache, daß intravenös injizierte Nicotinsäureester zwar eine starke Mehrdurchblutung in der Kopfregion, aber eine Abnahme der Hautdurchblutung am Fuß bewirken können (SCHULZE). Auf

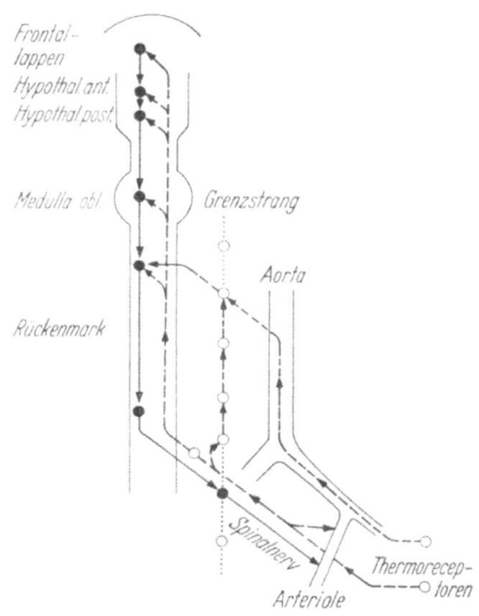

Abb. 9. Schema der möglichen nervös-reflektorischen Verbindungen zwischen cutanen Thermoreceptoren und Hautgefäßen (nach HENSEL 1963)

diesem Gebiet werden wir von einer detaillierteren physiologischen Erforschung der regionalen Struktur der menschlichen Hautdurchblutung sicherlich noch manches erwarten können.

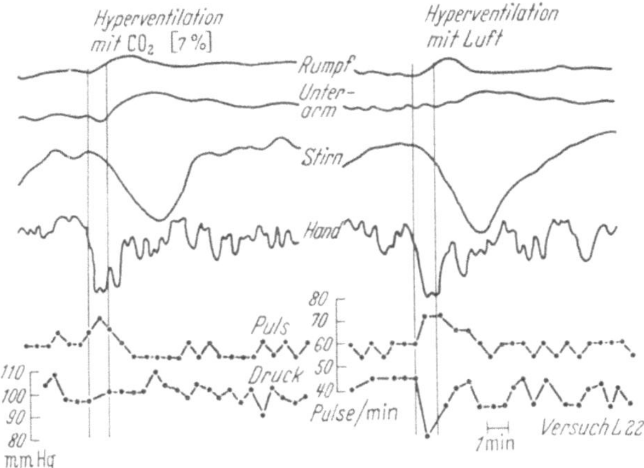

Abb. 10. Durchblutung verschiedener menschlicher Hautareale sowie Blutdruck und Pulsfrequenz bei Hyperventilation und CO_2-Atmung (nach HILLE und LAU)

Literatur

ALLWOOD, M. J., H. BARCROFT, J. P. L. A. HAYES and E. A. HIRSJÄRVI: The effect of mental arithmetic on the blood flow through normal, sympathectomized and hyperhidrotic hands. J. Physiol. (Lond.) **148**, 108—116 (1959).

5*

BARCROFT, H., K. D. BOCK, H. HENSEL u. A. H. KITCHIN: Die Muskeldurchblutung des Menschen bei indirekter Erwärmung und Abkühlung. Pflügers Arch. ges. Physiol. **261**, 199—210 (1955).

BAZETT, H. C., L. LOVE, M. NEWTON, L. EISENBERG, R. DAY and R. FORSTER: Temperature changes in blood flowing in arteries and veins in man. J. appl. Physiol. **1**, 3—19 (1948).

BENZINGER, T. H.: The thermostatic regulation of human heat production and heat loss. Proc. XXII Internat. Congr. Physiol. Sci. Vol. 1, 415—438 . Leiden 1962.

BOCK, K. D., H. HENSEL u. J. RUEF: Die Wirkung von Adrenalin und Noradrenalin auf die Muskel- und Hautdurchblutung des Menschen. Pflügers Arch. ges. Physiol. **261**, 322—333 (1955).

BOISSONNAS, R. A., ST. GUTTMANN et P.-A. JAQUENOUD: Synthèse de L-arginyl-L-prolyl-L-prolylglycyl-L-phénylalanyl-L-séryl-L-prolyl-L-phénylalanyl-L-arginine, un nonapeptide présentant les propriétés de la bradykinine. Helv. chim. Acta **43**, 1349—1358 (1960).

BREBNER, D. F., and D. McK. KERSLAKE: The effect of cyclical heating of the front of the trunk on the rate of sweat production from the forearm. J. Physiol. (Lond.) **156**, 4—5 P (1961).

BRÜCK, K., u. H. HENSEL: Wärmedurchgang und Innentemperatur der menschlichen Extremitäten. Pflügers Arch. ges. Physiol. **257**, 70—86 (1953).

CLARKE, R. S. J., R. F. HELLON and A. R. LIND: Vascular reactions in the human forearm to cold. Clin. Sci. **17**, 165—179 (1958).

COLES, D. R., and G. C. PATTERSON: Capacity and distensibility of blood vessels of human hand. J. Physiol. (Lond.) **135**, 163—170 (1957).

COOPER, K. E.: The peripheral circulation. Ann. Rev. Physiol. **24**, 139—168 (1962).

—, and D. McK. KERSLAKE: Abolition of nervous reflex vasodilatation by sympathectomy of the heated area. J. Physiol. (Lond.) **119**, 18—29 (1953).

CROCKFORD, G. W., R. F. HELLON and A. HEYMAN: Local vasomotor responses to rubefacients and ultra-violet radiation. J. Physiol. (Lond.) **161**, 21—29 (1962).

— — and J. PARKHOUSE: Thermal vasomotor responses in human skin mediated by local mechanisms. J. Physiol. (Lond.) **161**, 10—20 (1962).

DOERR, F. F.: Farbe und Wärmeabgabe der Haut nach Einwirkung von Nicotinsäurebenzylester, insbesondere bei Neurodermitikern. Inaug.-Diss. Marburg/Lahn 1957.

EDHOLM, O. G., R. H. FOX and R. K. MACPHERSON: Forearm blood flow and body heating. J. Physiol. (Lond.) **134**, 612—619 (1956).

— — — Vasomotor control of the cutaneous blood vessels in the human forearm. J. Physiol. (Lond.) **139**, 455—465 (1957).

FOLKOW, B.: Nervous control of the blood vessels. Physiol. Rev. **35**, 629—663 (1955).

FOX, R. H., and S. M. HILTON: Bradykinin formation in human skin as a factor in heat vasodilatation. J. Physiol. (Lond.) **142**, 219—232 (1958).

FREEMAN, N. E.: Effect of temperature on rate of blood flow in the normal and in the sympathectomized hand. Amer. J. Physiol. **113**, 385—398 (1935).

FROESE, G., and A. C. BURTON: Heat losses from the human head. J. appl. Physiol. **10**, 235—241 (1957).

GASKELL, P.: Are there sympathetic vasodilator nerves to the vessels of the hand. J. Physiol. (Lond.) **131**, 647—656 (1956).

GLOVER, W. E., A. D. M. GREENFIELD, B. S. L. KIDD and R. F. WHELAN: Reactions of the capacity blood vessels of the human hand and forearm to vasoactive substances infused intra-arterially. J. Physiol. (Lond.) **140**, 113—121 (1958).

GOLENHOFEN, K.: Die Reaktionen der menschlichen Muskulatur in Kälte und Affekt unter dem Gesichtspunkt der Thermoregulation. Arch. phys. Ther. (Lpz.) **11**, 45—58 (1959).

— Zur Rhythmik der Blutgefäße. In: Probleme der zentralnervösen Regulation, S. 16—21. Berlin-Göttingen-Heidelberg: Springer-Verlag 1962 (102 S.).

— D. A. BLAIR u. W. SEIDEL: Zur Natur affektiver Muskeldurchblutungssteigerungen beim Menschen. Pflügers Arch. ges. Physiol. **272**, 223—236 (1961).

—, u. G. HILDEBRANDT: Über spontan-rhythmische Schwankungen der Muskeldurchblutung des Menschen. Z. Kreisl.-Forsch. **46**, 257—270 (1957).

GREENFIELD, A. D. M., J. T. SHEPHERD and R. F. WHELAN: Circulatory response to cold in fingers infiltrated with anaesthetic solution. J. appl. Physiol. **4**, 785—788 (1952).

HENSEL, H.: Über die Steuerung der peripheren Durchblutung. Arch. phys. Ther. (Lpz.) **7**, 60—74 (1955).

Hensel, H.: Heat and cold. Ann. Rev. Physiol. 21, 91—116 (1959).
— Durchblutungsmessungen nach dem Prinzip der geheizten Thermoelemente. In: Kreislaufmessungen, S. 52—67. München: Werk-Verlag Dr. Edmund Banaschewsky 1962 (262 S.).
— Physiologie der Thermoregulation. In: Physiologie und Pathophysiologie des vegetativen Nervensystems, hrsg. v. M. Monnier, Bd. 2, S. 269—279. Stuttgart: Hippokrates-Verlag 1963 (960 S.).
Hertzman, A. B.: Vasomotor regulation of cutaneous circulation. Biol. Rev. 39, 280—306 (1959).
Hildebrandt, G., u. P. Engelbertz: Bedeutung der Tagesrhythmik für die physikalische Therapie. Arch. phys. Ther. (Lpz.) 5, 160—170 (1953).
Hille, H., u. B. Lau: Über unterschiedliche Durchblutungsreaktionen der Haut an verschiedenen Körperstellen auf gleichartige Gefäßreize. Pflügers Arch. ges. Physiol. 271, 808—814 (1960).
Hilton, S. M.: Local mechanisms regulating peripheral blood flow. In: Vascular Smooth Muscle. Physiol. Rev. 42, Suppl. 5, 265—275 (1962).
Hurley jr., H. J., and H. Mescon: Cholinergic innervation of the digital arteriovenous anastomoses of human skin. A histochemical localization of cholinesterase. J. appl. Physiol. 9, 82—84 (1956).
Keatinge, W. R.: Effect of low temperatures on the responses of arteries to constrictor drugs. J. Physiol. (Lond.) 142, 395—405 (1958).
Kerslake, D. McK., and K. E. Cooper: Vasodilatation in the hand in response to heating the skin elsewhere. Clin. Sci. 9, 31—47 (1950).
Kidd, B. S. L., and S. M. Lyons: Distensibility of blood vessels of the human calf determined by graded venous congestion. J. Physiol. (Lond.) 140, 122—128 (1958).
Kundt, H. W., K. Brück u. H. Hensel: Hypothalamustemperatur und Hautdurchblutung der nichtnarkotisierten Katze. Pflügers Arch. ges. Physiol. 264, 97—106 (1957).
Lewis, T.: Observations upon the reactions of the human skin to cold. Heart 15, 177—208 (1930).
Pappenheimer, J. R., S. L. Eversole jr. and A. Soto-Rivera: Vascular responses to temperature in the isolated perfused hindlimb of the cat. Amer. J. Physiol. 155, 458 (1958).
Perkins jr., J. F., M. C. Li, C. H. Nicholas, W. H. Lassen and P. E. Gertler: Cooling as a stimulus to smooth muscles. Amer. J. Physiol. 163, 14—26 (1950).
Piiper, J.: Durchblutung der arterio-venösen Anastomosen und Wärmeaustausch an der Hundeextremität. Pflügers Arch. ges. Physiol. 268, 242—253 (1959).
Pirlet, K.: Studien der Hautdurchblutung unter wechselnden thermischen Bedingungen (Luft-Sonnen-Bäder). Verh. dtsch. Ges. Kreisl.-Forsch. 25, 277—282 (1959).
Roddie, I. C., and J. T. Shepherd: The blood flow through the hand during local heating, release of sympathetic vasomotor tone by indirect heating, and a combination of both. J. Physiol. (Lond.) 131, 657—664 (1956).
— — and R. F. Whelan: Evidence from venous oxygen saturation measurements that the increase in forearm blood flow during body heating is confined to the skin. J. Physiol. (Lond.) 134, 444—450 (1956).
— — — The contribution of constrictor and dilator nerves to the skin vasodilatation during body heating. J. Physiol. (Lond.) 136, 489—497 (1957).
— — — A comparison of the heat elimination from the normal and nerve-blocked finger during body heating. J. Physiol. (Lond.) 138, 445—448 (1957).
Ruef, J., K. D. Bock u. H. Hensel: Über die Wirkung des Rauchens auf die Muskeldurchblutung. Z. Kreisl.-Forsch. 44, 272—278 (1955).
Schulze, W.: Sind die Nicotinsäure-Präparate geeignet für die Behandlung von Durchblutungsstörungen an den Extremitätenenden? Klin. Wschr. 30, 8—14 (1952).
Smith, J. D.: Constriction of isolated arteries and their vasavasorum produced by low temperatures. Amer. J. Physiol. 171, 528—537 (1952).
Thron, H. L.: Wärmedurchgang und Durchblutung der menschlichen Gesichtshaut bei Einwirkung verschiedener Umgebungstemperaturen. Pflügers Arch. ges. Physiol. 263, 127—144 (1956/57).
— K. D. Scheppokat, A. Heyden u. O. H. Gauer: Das Verhalten der kapazitiven und Widerstandsgefäße der menschlichen Hand in Abhängigkeit von thermischen Einflüssen. Pflügers Arch. ges. Physiol. 266, 150—166 (1958).
White, J. C., R. H. Smithwick and F. A. Simeone: In: The Autonomic Nervous System, S. 52. New York: Macmillan 1952.

Aus dem Physiologischen Institut der Universität Marburg/Lahn

Normale Funktion des Muskelkreislaufes beim Menschen

Von

K. Golenhofen und G. Hildebrandt[1]

Mit 11 Abbildungen

Die Gelegenheiten zu einem Erfahrungsaustausch mit Vertretern benachbarter Fächer sind auch in kongreßreichen Zeiten — oder vielleicht gerade dann — selten. So sind wir dankbar, daß uns die Möglichkeit gegeben ist, in diesem Kreis unsere Probleme vorzutragen. Die Betonung der ,,Probleme'' in der Thematik dieses Gesprächs kommt uns dabei sehr entgegen, denn im Bereich des menschlichen Muskelkreislaufes sind in der Tat in den letzten Jahren mehr Probleme aufgeworfen als gelöst worden. Wir möchten daher unter Verzicht auf eine systematische Übersicht des Gefundenen[2] vor allem die Probleme darlegen, die uns heute aktuell erscheinen und die sich insbesondere im Hinblick auf die Physiologie des Menschen ergeben.

Die Physiologie des Muskelkreislaufes hat, wie die Physiologie allgemein, zwei Wurzeln: einmal die Beobachtung am Menschen selbst und zum anderen die tierexperimentelle Physiologie. Der Tierversuch ermöglicht vor allem Fortschritte in der biophysikalischen Analyse von Grundprozessen, der im Versuch am Menschen enge Grenzen gesetzt sind. Die Zusammenordnung der einzelnen Funktionsglieder und die Aufklärung ihrer spezifischen Bedeutung für den Menschen setzt dagegen stets phänomenale Studien am Menschen selbst voraus. Auch das Bild des menschlichen Muskelkreislaufes wird nur befriedigen, wenn diese verschiedenen Anteile harmonisch ausgewogen sind. Es besteht kein Zweifel, daß sich mit der modernen Entwicklung der Schwerpunkt stark zur tierexperimentellen Analyse verschoben hat, und gerade der humanphysiologische Anteil, der auch als Brücke zur Klinik so wichtig ist, blieb demgegenüber zurück.

Ebenso unausgewogen erscheint die Wertung des Spontanen und Reaktiven in der Kreislaufbetrachtung. Wir wissen sehr viel darüber, was mit der peripheren Strombahn alles gemacht werden kann, aber wir wissen wenig darüber, was die peripheren Gefäße von sich aus tun. Wir wissen viel über die physikalischen Gesetze im Umgang mit den Gefäßen, von der Poiseuilleschen Gleichung bis zum Strömungsgesetz von Wezler u. Sinn; und wir wissen viel von den Einwirkungen

---

[1] Ein Teil der Untersuchungen wurde mit Unterstützung der Deutschen Forschungsgemeinschaft ausgeführt.

[2] Einzelheiten sowie ausführliche Literaturübersicht bei Golenhofen (1962 b).

des versorgten Organs auf die periphere Strombahn, was für den Muskelkreislauf vor allem von REIN untersucht worden ist. Physiologie des peripheren Kreislaufes heißt aber zunächst, die peripheren Strombahnen als eigenes Organ des Kreislaufes mit eigenen Gesetzen und Bedürfnissen in ihrer Spontaneität ernst nehmen. Entscheidende Ansätze für eine Physiologie in diesem Sinne liegen schon bei BAYLISS (1902, 1923); sie blieben lange im Hintergrund und sind erst in neuerer Zeit, vor allem von FOLKOW (1949, 1953, 1956), wieder aufgegriffen und ausgebaut worden. Wichtige neue Impulse können auch von der Lebendbeobachtung der peripheren Strombahn ausgehen, es sei dabei an die Monographie von ILLIG (1961) erinnert.

In der Physiologie des Spontanen sehen wir auch eine Physiologie der inneren Ordnungen. Leistungsbeanspruchung ist immer mit einem Verlust an Ordnung verbunden, und erst bei Erholungsvorgängen und in der Ruhe treten die spontanen Ordnungskräfte des Organismus in den Vordergrund (HILDEBRANDT 1961, 1962a). Die Berücksichtigung der spontanen Ordnungen stellt deshalb einen besonders adäquaten Zugang zum Verständnis des Gesunden dar.

Ein weiterer kritischer Aspekt bietet sich schließlich in der Dimension der Zeit. Es ist evident, daß die heutige Struktur der Forschung einer Bevorzugung des Kurzfristigen Vorschub leistet, was um so problematischer wird, je mehr auf der Seite des Krankhaften die chronischen Prozesse in den Vordergrund treten, wie gerade im Bereich der muskulären Durchblutungsstörungen. Von welcher Gliederung man auch immer ausgeht, stets zeigt sich, daß gerade die Bereiche noch stärker im Dunkeln liegen, die als Fundament für das ärztliche Handeln so wichtig wären. Bei der folgenden Darstellung sollen daher die humanphysiologischen Aspekte besonders betont werden.

Die *Untersuchungsverfahren* zum Studium des Muskelkreislaufes sollen hier nicht näher beschrieben werden. Alle drei am Menschen anwendbaren Verfahren, die Venenverschluß-Plethysmographie, die örtliche Wärmeleitmessung und die Radioisotopen-Clearance, haben ihre besonderen Vorteile und ihre spezifischen Grenzen. Für unsere Untersuchungen waren die Vorzüge der Wärmeleitmessung nach HENSEL (HENSEL u. RUEF 1954) von besonderer Bedeutung: die isolierte Erfassung der Muskulatur und die direkte fortlaufende Anzeige der Durchblutungsgröße. Manche Mängel des Verfahrens konnten in den letzten Jahren noch eingeschränkt werden, so die Mitheizung der Vergleichslötstelle, die infolge der inhomogenen Durchblutung zu Schwierigkeiten führen kann (GOLENHOFEN u. HILDEBRANDT 1962a). Modifikationen im Elementaufbau lassen auch eine weitgehende Anpassung an die jeweiligen Anforderungen zu. (Übersicht bei GOLENHOFEN u. HILDEBRANDT 1962b, GOLENHOFEN, HENSEL u. HILDEBRANDT 1963.) Zum Vergleich haben wir auch die Venenverschluß-Plethysmographie herangezogen, vor allem wenn eine genauere Feststellung der absoluten Durchblutungsgröße erforderlich war. Ein automatisches Gerät (Hersteller: W. Vogel, Gießen), wie wir es neuerdings benutzen, kann dieses Verfahren wesentlich erleichtern. Die Radioisotopen-Clearance hat sich nach Ergebnissen von PABST (1958) in der klinischen Diagnostik bewährt. Wir besitzen keine eigenen Erfahrungen mit dieser Methode.

Bei der *Regulation des Muskelkreislaufes* kann man zunächst die Fernsteuerung der Muskelstrombahn von der lokalen Regulation abgrenzen. Diese beiden Bereiche gliedern sich weiter auf nach den verschiedenen Wirkungsmechanismen, bei der Fernsteuerung im wesentlichen in die nervale und humorale Steuerung, wobei die nervale nochmals in die vasoconstrictorische und die vasodilatatorische Innervation zerfällt. Die mechanischen Wirkungen, also vor allem Änderungen des arteriellen Druckes, besitzen im Rahmen der Fernsteuerung keine große

Bedeutung (vgl. S. 75). — Die lokale Regulation gliedert sich in die gut bekannte lokal-chemische und die noch zu wenig beachtete lokal-mechanische Regulation.

A. Arteriovenöse Kurzschlußgefäße

Zunächst soll kurz eine Grenzfrage zur Morphologie erörtert werden: die arteriovenösen Kurzschlüsse. Im funktionellen Sinne sind Kurzschlußgefäße solche, die ohne wesentlichen Stoffaustausch mit dem Gewebe Blut von den Arterien in die Venen leiten und eine gesonderte, vom nutritiven Anteil der

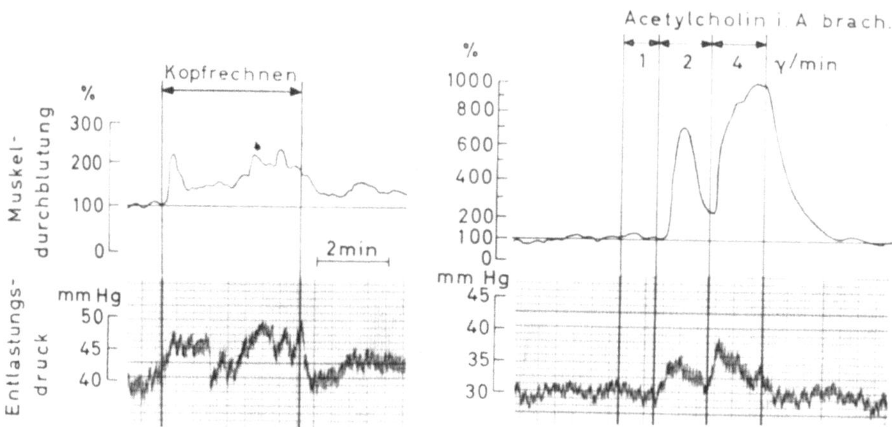

Abb. 1. Muskeldurchblutung (Wärmeleitmessung) und Entlastungsdruck (nach Schroeder 1961) am Unterarm während Kopfrechnen und i.a. Infusion von Acetylcholin mit steigenden Dosen. Muskeldurchblutung in Prozent des Ausgangswertes. (Nach Golenhofen und Mitsányi 1962)

Strombahn unabhängige Steuerung besitzen. Das Merkmal einer spezifischen Steuerung oder gesonderten örtlichen Regulation muß unbedingt gegeben sein, wenn der Begriff der Kurzschlußgefäße noch einen Sinn behalten soll.

Nachdem Untersuchungen des Schoedelschen Arbeitskreises mit Prüfung der Gefäßdurchgängigkeit für kleine Kügelchen ergeben hatten, daß in der Muskulatur keine nennenswerte Kurzschlußdurchblutung besteht (vgl. Piiper u. Mitarb. 1954), sind neuerdings Kurzschlußgefäße im obigen Sinne wieder postuliert worden, und zwar von Hyman u. Mitarb. (1959) sowie von Schroeder.

Schroeder (1960, 1961) beschrieb Reduzierungen des Entlastungsdruckes über muskelreichen Extremitätenteilen, sowohl bei Infusion von Acetylcholin (i.v.) als auch im Affekt, und deutete dies als Senkung des Capillardruckes, bedingt durch selektive Eröffnung von Kurzschlußgefäßen. In eigenen Versuchen (Golenhofen u. Mitsányi 1962), bei denen auch die Muskeldurchblutung im gleichen Areal mitgemessen wurde, fand sich sowohl bei i.a. Infusion von Acetylcholin als auch im Affekt bei zunehmender Muskeldurchblutung regelmäßig auch ein Anstieg des Entlastungsdruckes nach Schroeder (Abb. 1). In neueren Untersuchungen fand Schroeder (persönliche Mitteilung) bei i.a. Gabe von Acetylcholin ebenfalls ein gleichsinniges Verhalten von Entlastungsdruck und Durchblutung, während im Affekt der Entlastungsdruck unverändert oder erniedrigt war. Die Beobachtungen im Affekt stehen nicht im Gegensatz zu unseren Befunden, da je nach Ausgangswert der Hautdurchblutung, der bei uns niedrig

gehalten wurde, die Konstriktion der Hautgefäße mehr oder weniger stark in die
Messung des Entlastungsdruckes eingehen kann.

Wir stimmen mit FOLKOW u. Mitarb. (1961) darin überein, daß bis heute jeder
Beweis für arteriovenöse Kurzschlüsse in der Muskelstrombahn aussteht, ja daß
eigentlich alle Befunde gegen die Existenz solcher Kurzschlüsse sprechen. Dies
ist für die Beurteilung von Durchblutungsänderungen von grundsätzlicher

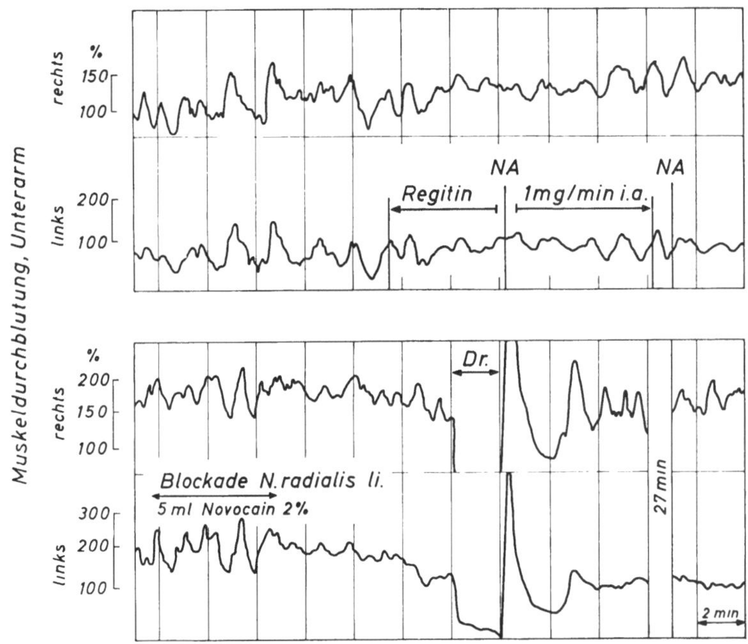

Abb. 2. Spontan-rhythmische Schwankungen der Muskeldurchblutung beider Unterarme. Oben: Intraarterielle
Infusion von Regitin auf der linken Seite führt im Vergleich zur Gegenseite zu keiner Veränderung des rhythmischen Ablaufes, obwohl die constrictorische Wirkung von Noradrenalin (NA = 1 γ Noradrenalin i. A. brach.)
vollständig aufgehoben ist. Unten: Novocain-Blockade des N. radialis links führt zum Erlöschen der
Spontanrhythmik im versorgten Bereich (Extensorenmuskulatur)

Bedeutung. Es besagt nämlich, daß die Muskeldurchblutung stets als potentiell
nutritiv anzusehen ist, unabhängig davon, wieweit die Durchblutung wirklich
durch starke Capillarisation genutzt wird oder bei starker Durchströmung weniger
Capillaren — vielleicht im Sinne von Vorzugs-Capillaren — ungenutzt bleibt.

B. Das Spontanverhalten

Im ruhenden Muskel ist der Durchblutungsablauf durch spontan-rhythmische
Schwankungen gekennzeichnet, die mit einer mittleren Periodendauer von 1 min
in den verschiedenen Muskelpartien synchronisiert ablaufen. Dieser 1 min-
Rhythmus ist ein sehr umfassendes Geschehen; nicht nur Haut- und Intestinal-
durchblutung sind mit einbezogen, sondern auch Herzfrequenz und Atmung. Dies
alles deutet schon auf eine zentrale Koordination hin. Dementsprechend zeigte
sich auch, daß die Durchblutungsschwankungen im Muskel an die nervale Steuerung gebunden sind (Abb. 2). Blockade des versorgenden Nerven führt zu einem
völligen Erlöschen der Rhythmik. Vermutlich spielen die vasodilatatorischen

Nerven bei der Steuerung der 1 min-Rhythmik eine wesentliche Rolle. Dafür spricht, daß bei Infusion einer recht hohen Dosis Regitin in die A. brachialis die 1 min-Rhythmik in Relation zur Gegenseite praktisch unverändert weiterläuft, während die Noradrenalin-Konstriktion bei einer solchen Infusion völlig aufgehoben ist (Abb. 2). Entsprechend der zentralnervösen Verankerung der Durchblutungsrhythmik fand sich auch eine Dämpfung bei Gabe von Ganglienblockern sowie in Narkose.

Das Spontane im Muskeldurchblutungsablauf erweist sich also zunächst als zentrale Steuerung der Muskelgefäße, es ist also gewissermaßen der Muskelstrombahn aufgezwungen. Wir werden später auf die Frage zu sprechen kommen, inwieweit dabei doch auch die Eigengesetze der peripheren Strombahn Berücksichtigung finden.

C. Die Muskeldurchblutung im Affekt

Das geschilderte Spontanverhalten kann außerordentlich leicht durch Vorgänge gestört werden, die offenbar reaktiver Natur sind: Schreck, Angst, gespannte Erwartung, ja nur ein Gespräch oder das Eintreten einer Person in den

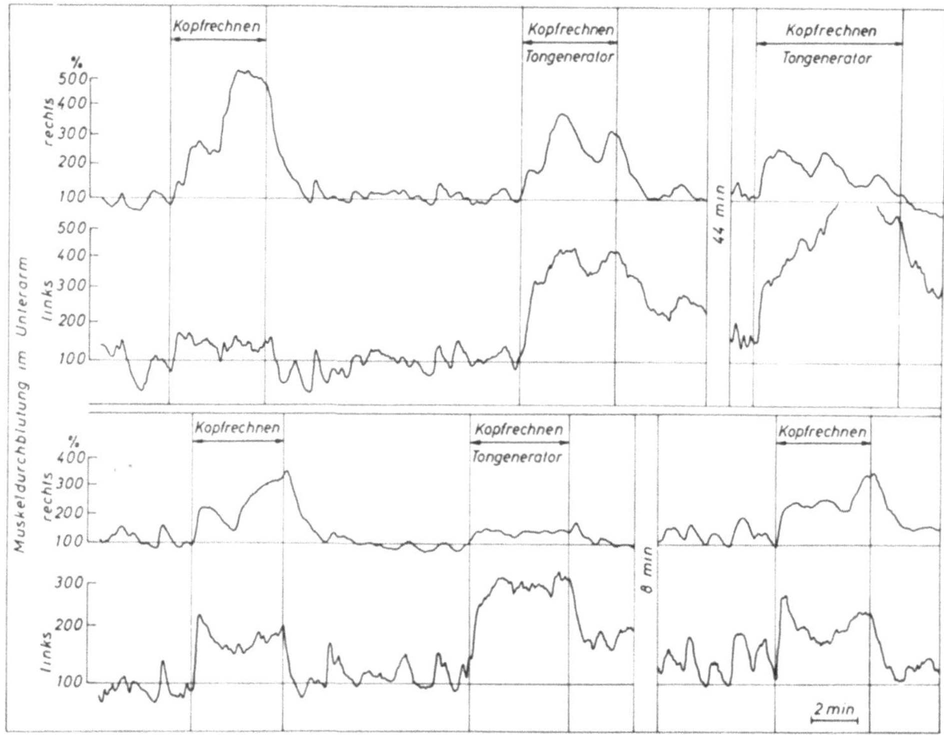

Abb. 3. Affektive Steigerung der Muskeldurchblutung in beiden Unterarmen mit Wechsel der Seitenbetonung in Abhängigkeit von der Art der Affektauslösung. Nähere Beschreibung im Text. (Nach Golenhofen 1962 b)

Untersuchungsraum können zu plötzlichen Anstiegen der Muskeldurchblutung Anlaß geben. Zur systematischen Untersuchung solcher Affekt-Reaktionen (Golenhofen, Blair u. Seidel 1961) verwendeten wir Kopfrechentests. Von den

Versuchspersonen wurde unter starker Leistungsanspornung Multiplikation zweistelliger Zahlen verlangt. Durchblutungsanstiege auf 300—500% des Ausgangswertes sind dabei keine Seltenheit.

Im Beispiel der Abb. 3 wurde die Muskeldurchblutung gleichzeitig in beiden Unterarmen gemessen. Beim zweiten Rechentest wurde versucht, durch Erzeugung lauter schriller Töne mit einem Tongenerator den Affekt noch weiter zu steigern. Dabei wurde die linksseitige Reaktion wesentlich verstärkt, die der rechten Seite aber zugleich geringer. Die Abhängigkeit der Seitenbetonung von der Art der Affektauslösung war in diesem Versuch regelmäßig reproduzierbar.

Dieselbe Versuchsperson zeigte auch in einer weiteren Untersuchung die rechtsbetonte Reaktion im einfachen Kopfrechentest, während der Eintritt des Freundes, der die junge Dame abholen wollte, mit einer kurzen linksbetonten Reaktion beantwortet wurde. Bei anderen Personen fand sich bisher keine so starke Beeinflussung der Seitenbetonung.

Diese Untersuchung erlaubt schon einige Schlüsse auf die Natur der affektiven Muskeldurchblutungssteigerung. Die Seitenverschiebungen können weder blutdruckpassiv noch durch humorale Steuerung erklärt werden, sie weisen vielmehr darauf hin, daß die nervale Steuerung auch bei den affektiven Reaktionen eine große Rolle spielt. Dies ließ sich durch Nervenblockade weiter belegen. Häufig wird die Affektreaktion, wie im Beispiel der Abb. 4, durch Novocain-Blockade vollkommen aufgehoben. Der Anstieg des arteriellen Blutdruckes vermag allein keine wesentliche Muskelmehrdurchblutung hervorzurufen. Das stimmt gut mit dem Befund überein, daß eine druckpassive Dehnung der Widerstandsgefäße durch lokale Gegenregulation ausgeglichen wird (vgl. lokale Regulation).

In anderen Fällen gelang nur eine partielle Aufhebung der Affektreaktion durch Nervenblockade. Die Restreaktion auf der blockierten Seite setzt dann in der Regel im Vergleich zur Gegenseite mit ungefähr 0,5 min Verspätung ein und weist damit die typische Latenz humoral vermittelter Reaktionen auf. Es muß angenommen werden, daß der nicht blockierbare Anteil der Mehrdurchblutung auf einer Adrenalinausschüttung beruht.

Bei der weiteren Analyse des nervalen Reaktionsanteils muß die Mitwirkung der motorischen Innervation in Rechnung gestellt werden, da im Affekt auch die Aktivität der Muskulatur gesteigert ist. Um die Bedeutung dieser Komponente festzustellen, wurde die motorische Innervation durch i.a. Infusion von Succinylcholin blockiert. Die affektive Mehrdurchblutung der Muskulatur blieb dabei aber unverändert. (Die zur völligen Lähmung der Unterarmmuskulatur notwendige Succinylcholin-Dosis wird gerade noch ohne Allgemeinwirkungen vertragen.)

Es war auffällig, daß unter Succinylcholin-Blockade der Muskulatur willkürliche Anspannungsversuche nicht zu einem Anstieg der Muskeldurchblutung führten. Das weist darauf hin, daß keine wesentliche vasomotorische Mitinnervation bei Willküranspannung vorhanden ist.

Der Muskeldurchblutungsanstieg im Affekt ist also überwiegend vasomotorisch vermittelt. Die weitere Differenzierung ist bis heute noch nicht ganz befriedigend. Es kann als sicher gelten, daß vasodilatatorische Nerven eine entscheidende Rolle spielen, da nämlich im Affekt die Muskeldurchblutung anhaltend weit über das Niveau ansteigen kann, das sich bei Ausschaltung der Innervation (mit Aufhebung des constrictorischen Tonus) einstellt. Auch unter Regitin-Infusion fanden wir die Affekt-Reaktion nicht reduziert.

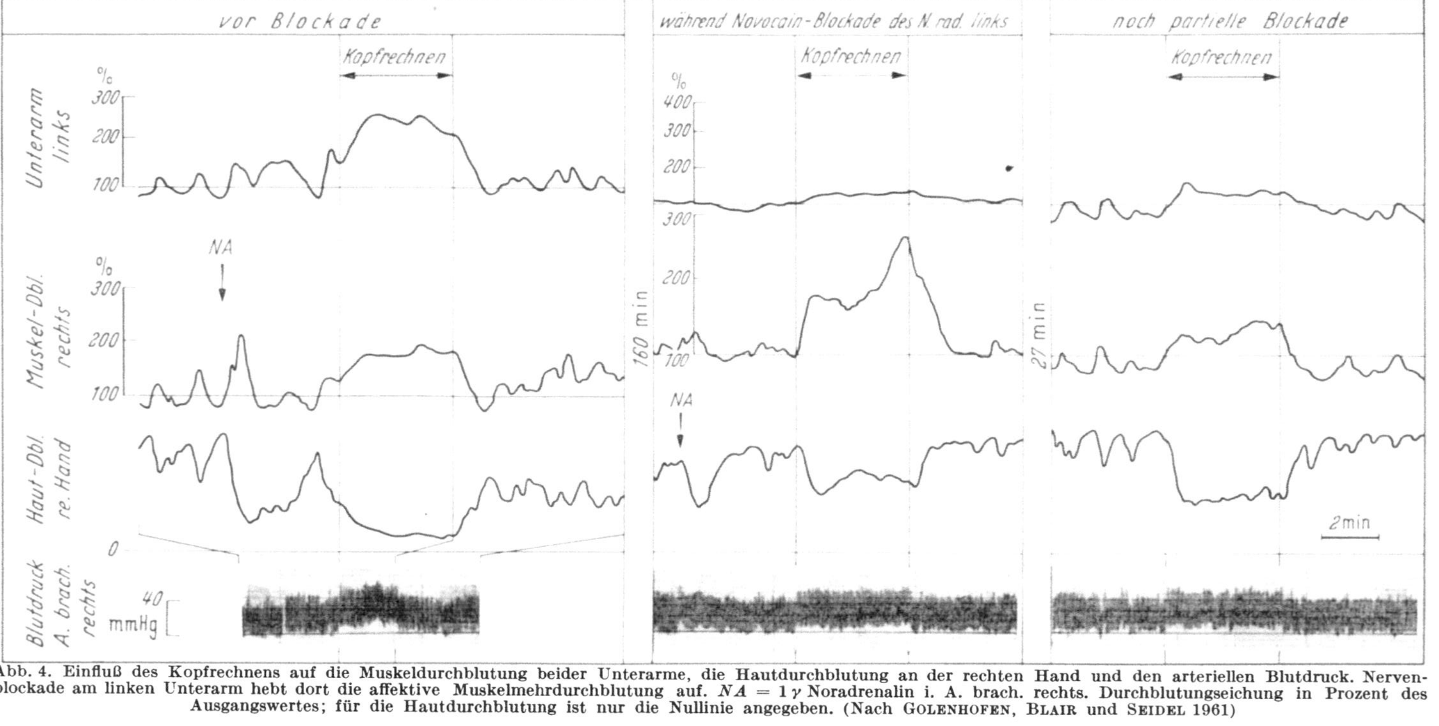

Abb. 4. Einfluß des Kopfrechnens auf die Muskeldurchblutung beider Unterarme, die Hautdurchblutung an der rechten Hand und den arteriellen Blutdruck. Nervenblockade am linken Unterarm hebt dort die affektive Muskelmehrdurchblutung auf. $NA = 1\gamma$ Noradrenalin i. A. brach. rechts. Durchblutungseichung in Prozent des Ausgangswertes; für die Hautdurchblutung ist nur die Nullinie angegeben. (Nach Golenhofen, Blair und Seidel 1961)

So lag die Annahme nahe, daß hier cholinerge Nerven mitwirken, wie sie im Tierversuch von den Arbeitskreisen um FOLKOW und UVNÄS für die Muskelstrombahn nachgewiesen werden konnten. (Übersichten: FOLKOW 1955, 1956, 1959; UVNÄS 1954, 1960.) Injektionen von Atropin, die die Acetylcholinwirkung völlig blockierten, hatten allerdings in unseren Untersuchungen keinen wesentlichen Effekt, die Reaktionen blieben im Mittel unverändert. K. GRAF (persönliche Mitteilung) konnte dies bestätigen. BLAIR u. Mitarb. (1959) sowie BARCROFT u. Mitarb. (1960) fanden demgegenüber bei plethysmographischer Messung am gesamten Unterarm deutliche Reduzierungen der affektiven Mehrdurchblutung, und zwar um ungefähr 40%.

Grundsätzlich ist es allerdings nicht berechtigt, bei der Diskussion der vasomotorischen Innervation nur noradrenerge constrictorische und cholinerge dilatatorische Nerven in Rechnung zu stellen. Die Existenz echter adrenerger sympathischer Nerven, die also durch Freisetzung von Adrenalin ihre Wirkung entfalten, ist keineswegs ausgeschlossen. Ja es gibt sogar einige positive Hinweise, die uns vermuten lassen, daß bei den affektiven Muskeldurchblutungssteigerungen adrenerge dilatatorische Nerven mitwirken. (Weitere Diskussion bei GOLENHOFEN 1962b.)

D. Lokale Regulation

Die lokal-chemische oder nutritive Regulation ist relativ gut bekannt, sie soll deshalb zugunsten der lokal-mechanischen Regulation hier nur kurz berührt werden.

Als typisches Beispiel für die lokal-chemische Regulation gilt die „reaktive Hyperämie" nach vorübergehender Durchblutungssperre. Der nutritive Regulationsmechanismus tritt dabei um so stärker hervor, je länger die Drosselungsdauer wird. Der Flächenwert der gesamten reaktiven Mehrdurchblutung ist dann der Drosselungsdauer gut proportional. Bei kürzeren Drosselungszeiten dagegen geht die Durchblutung nach einem kurzen Anstieg rasch zurück und meist in Form einer periodisch gedämpften Schwingung wieder in den Ausgangswert über. Die Mehrdurchblutung ist dabei im Flächenwert häufig nicht größer als die zweite Phase der Durchblutungsminderung, so daß sich für die gesamte Drosselungsreaktion Werte um Null ergeben. Hier werden offenbar die Reaktionsabläufe weitgehend von lokalen Reaktionen auf den mechanischen Eingriff der Drosselung mitbestimmt.

Zur isolierten Prüfung der lokalen Reaktionen auf Änderungen des mechanischen Milieus wurde der Umgebungsdruck mit Hilfe einer um den Unterschenkel angelegten Plexiglaskammer verändert. Das arteriovenöse Druckgefälle bleibt unter diesen Bedingungen gleich, so daß die Durchblutungsgröße direkten Aufschluß über die Änderungen des Strömungswiderstandes zu geben vermag. Abb. 5 gibt ein Beispiel für das Verhalten der Muskeldurchblutung bei plötzlichen Änderungen des Umgebungsdruckes. Plötzliche Senkung, d. h. entsprechende Steigerung des effektiven Gefäßinnendruckes, führt initial zu einer druckpassiven Gefäßdehnung und Mehrdurchblutung. Diese wird aber sehr rasch wieder abgefangen und geht in eine kräftige Gefäßkonstriktion über, die periodisch gedämpft abläuft und in der Regel zu Durchblutungswerten führt, die anhaltend unter dem Ausgangswert bleiben. Die Periodendauer der Einschwingung nimmt mit der Größe der Drucksprünge zu. Diese durch mechanischen Reiz auslösbare Reaktion soll zunächst – möglichst neutral – als „mechanogene Reaktion" bezeichnet werden.

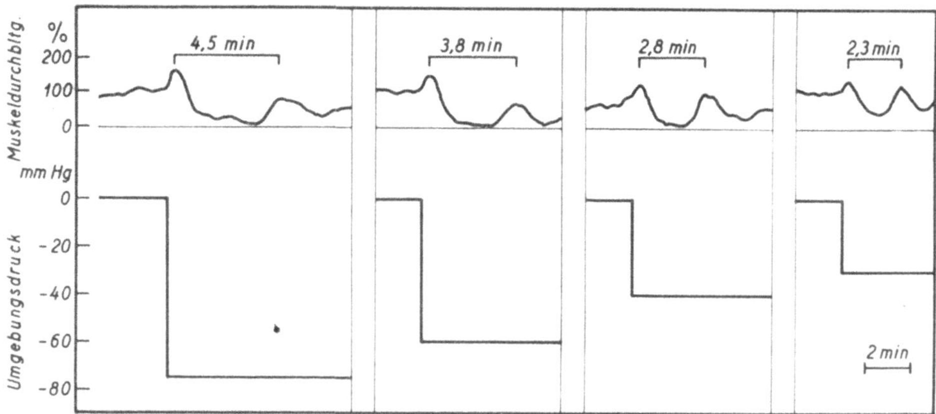

Abb. 5. Der Einfluß von sprunghaften Verminderungen des lokalen Umgebungsdruckes (Steigerung des effektiven Gefäßinnendruckes) auf die Muskeldurchblutung der Wade. Durchblutung in Prozent des Ausgangswertes. (Nach GOLENHOFEN 1962 b)

Abb. 6 gibt eine Übersicht über das verschlußpethysmographisch an 9 Personen ermittelte Verhalten der Wadendurchblutulng bei verschiedenen Umgebungsdrucken. Dabei wurden die etwa stationären Werte, ungefähr 5–10 min nach Druckänderung, zugrunde gelegt. Die Verengung der Muskelgefäße gegen den dehnenden Innendruck ist also ein regelmäßiger Befund.

Für diese gemeinsam mit SPILKER durchgeführten Untersuchungen (unveröffentlicht) wurde der Unterschenkel mit einem Wadenplethysmographen in die Druckkammer gelegt. Die Fußdurchblutung konnte mit einer Manschette unterhalb des Plethysmographen abgedrosselt werden. Die Manschette zur Venenstauung lag außerhalb der Druckkammer über dem Kniegelenk. Da mit Änderung des Kammerdruckes auch der Wasserdruck im Plethysmographen mitverändert werden mußte, wurde der Plethysmograph mit

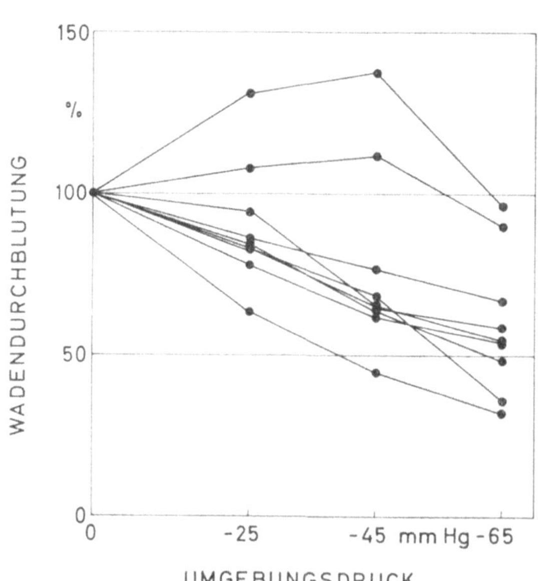

Abb. 6. Die Wadendurchblutung in Abhängigkeit vom lokalen Umgebungsdruck (relativ zum bestehenden Luftdruck). Messung der Wadendurchblutung mittels Venenverschlußplethysmographie an 9 verschiedenen Versuchspersonen. Umrechnung der Durchblutungsgröße in Prozent des Ausgangswertes. (Nach Untersuchungen mit SPILKER)

einem Niveaugefäß außerhalb der Druckkammer verbunden, und erst von hier aus wurden die Volumenänderungen über Luftleitung dem Volumenschreiber mitgeteilt. Mit Reduzierung des

Kammerdruckes wurde das Glasgefäß entsprechend gesenkt. Durch die Schlauchleitung vom Plethysmographen zum Niveaugefäß mußte eine zusätzliche Dämpfung der Volumenanzeige in Kauf genommen werden. Gewisse Schwierigkeiten entstehen ferner durch die erhöhte Füllung des Venensystems im Unterdruck. Da aber auch unter diesen Bedingungen der Volumenanstieg während kurzer Venenstauung hinreichend linear blieb, darf angenommen werden, daß in den Untersuchungen das Durchblutungsverhalten richtig erfaßt wurde, zumal auch in einigen Fällen Durchblutungsanstiege meßbar waren (vgl. Abb. 6).

Nach den heutigen Kenntnissen ist es sehr wahrscheinlich, daß die beschriebenen Reaktionen Ausdruck lokal-mechanischer Regelvorgänge sind. LANGENDORF, SCHÖNBACH u. ZAHN (1955) haben darauf hingewiesen, daß die tangentiale Gefäßwandspannung σ_T hier als geregelte Größe angesehen werden kann. Nach der Frankschen Formel $\sigma_T = \dfrac{p \cdot r}{d}$ wird verständlich, daß bei einem Anstieg des Gefäßinnendruckes p der Radius r unter den Ausgangswert gesenkt werden muß, wenn σ_T konstant bleiben soll ($d = $ Gefäßwanddicke). Der periodisch gedämpfte Ablauf der mechanogenen Reaktion zeigt, daß dieser Regelungsvorgang normalerweise dynamisch labil ist.

Mit dieser formalen Beschreibung ist zwar noch nichts über den Mechanismus der mechanogenen Reaktion ausgesagt. Es ist jedoch bekannt, daß schon die einzelne glatte Muskelzelle auf Dehnung mit Kontraktion antwortet. Die lokalmechanische Regulation könnte also schon aus den Grundeigenschaften der glatten Gefäßwandmuskulatur selbst abgeleitet werden (vgl. BÜLBRING 1955). Es würde sich dann um eine myogene Reaktion handeln, wie sie BAYLISS bereits vor 60 Jahren postuliert hat.

E. Mechanogene Reaktion und orthostatische Regulation

Die mechanogene Reaktion muß für die Funktion der Muskelstrombahn und für die Stabilität des Gesamtkreislaufes von großer Bedeutung sein. Am Beispiel der orthostatischen Regulation soll das näher erörtert werden. Die lokalen Druckänderungen in der Wade beim Aufstehen entsprechen denen bei Reduzierung des Umgebungsdruckes mittels Druckkammer. Die örtliche mechanogene Reaktion müßte also, ganz unabhängig von zentral-nervösen Regulationen, der orthostatischen Belastung entgegenwirken.

Das Verhalten der Muskeldurchblutung unter orthostatischer Belastung wurde bei stufenweiser Aufrichtung auf dem Kipptisch untersucht, wobei das der Messung dienende Bein nicht belastet wurde. Zur Wärmeleitmessung im Muskel wurden hierbei weniger bewegungsempfindliche flexible Drahtelemente verwendet. Schwierigkeiten in der Beurteilung der Meßergebnisse können sich vor allem durch die zunehmende Venenfüllung beim Aufrichten ergeben, so daß die Charakteristik des Drosselungstestes besonders beachtet werden muß (vgl. GOLENHOFEN u. HILDEBRANDT 1962b).

Wie Abb. 7 zeigt, sind die Veränderungen der Muskeldurchblutung beim Aufrichten am Kipptisch denen bei isolierter Druckänderung um die Wade sehr ähnlich. Die Hautstrombahn verhält sich dabei – wie auch bei der mechanogenen Reaktion – im Prinzip gleichsinnig. Bei geringgradiger Aufrichtung sind allerdings die Durchblutungswerte noch sehr uneinheitlich.

Im Beispiel der Abb. 8 wurde geprüft, wieweit an den orthostatischen Reaktionen der Muskelstrombahn neben der lokal-mechanischen Reaktion noch zentrale Steuerungen beteiligt sind. Zu diesem Zweck wurde die örtliche Druck-

änderung beim Aufrichten durch äußeren lokalen Überdruck kompensiert (Unter-
schenkel-Druckkammer). Im oberen Bildteil konnte dadurch die — wohl druckpassive — Mehrdurchblutung des Muskels aufgehoben werden. In der Haut blieb
eine Minderdurchblutung bestehen, die auf eine nerval gesteuerte Konstriktion

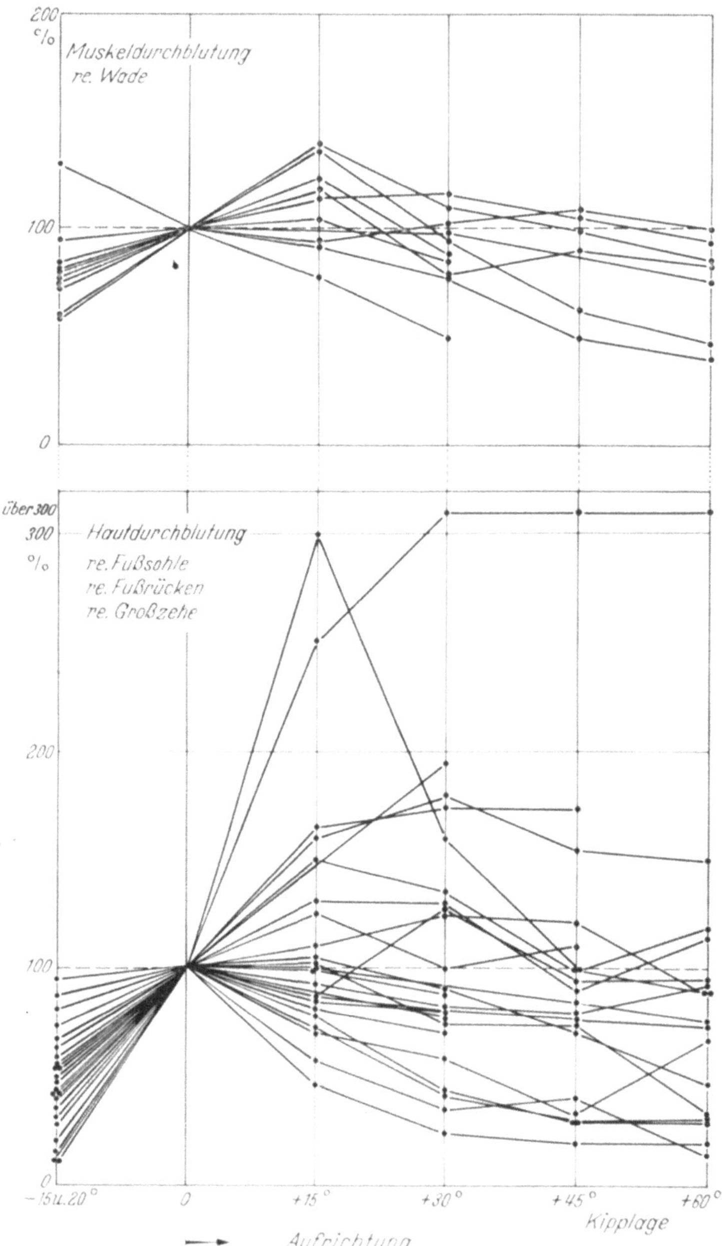

Abb. 7. Muskel- und Hautdurchblutung am unbelasteten Bein bei stufenweiser Aufrichtung (bis + 60°) und
Kopftieflage (—15 und —20°) am Kipptisch. Wärmeleitmessungen an gesunden Versuchspersonen

hinweist. Bei stärkerer Aufrichtung im unteren Bildteil war die Muskeldurchblutung nach einer Initialdilatation verringert. Lokale Druckkompensation führte hier, entgegen der druckpassiven Tendenz, zu einer Aufhebung der Minderdurchblutung. Die Haut blieb wie oben konstringiert. Daraus ist zu schließen,

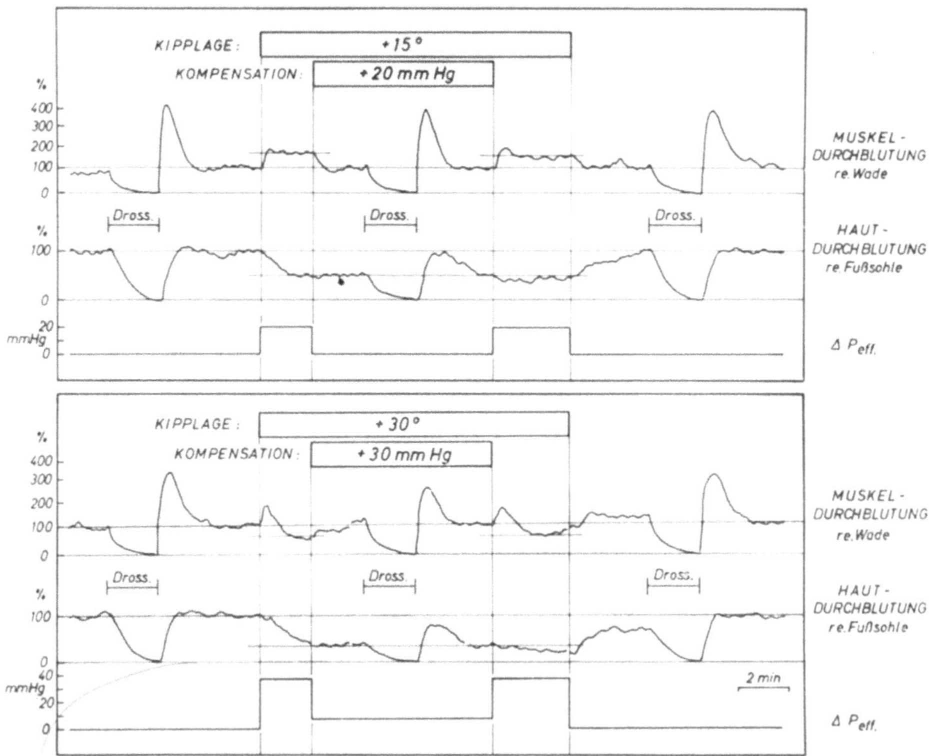

Abb. 8. Der Einfluß lokaler Druckkompensation auf Muskel- und Hautdurchblutung während orthostatischer Belastung. Nähere Erläuterung im Text. *Dross.* = totale Durchblutungsdrosselung. $\Delta P_{\mathrm{eff.}}$ = rechnerisch ermittelte Änderungen des effektiven Gefäßinnendruckes in der Wade

daß die Einschränkung der Muskeldurchblutung beim Aufrichten zu einem großen Teil lokal-mechanogener Natur ist.

In einigen Fällen führte das Aufrichten am Kipptisch nach kurzer Zeit zum Kollaps. Im Beispiel der Abb. 9 wurde nach 60° Aufrichtung die initiale druckpassive Muskelmehrdurchblutung zunächst noch kompensiert. Bald aber folgte ein steiler Durchblutungsanstieg, der von einem Absinken des Blutdruckes begleitet war, worauf auch bald Zeichen des Präkollapses auftraten.

Diese Mehrdurchblutung war offensichtlich auf ein Versagen der mechanogenen Reaktion zurückzuführen, denn sie konnte wie eine druckpassive Dilatation durch örtlichen Gegendruck ausgeglichen werden. Auch verschlußplethysmographisch fanden wir an einer Person bei 45° Aufrichtung nach anfänglicher Einschränkung der Wadendurchblutung eine Verdoppelung der Durchblutungsgröße mit rasch folgenden Zeichen des orthostatischen Kollapses.

Nach COLES u. Mitarb. (1956) sind die Wadengefäße in ihrem mechanogenen Reaktionsvermögen denen des Unterarmes überlegen, was als Zeichen einer besseren Anpassung an die stärkeren Druckbelastungen aufzufassen ist. Es ist gut denkbar, daß das mechanogene Reagieren stark von dem ständigen Training der täglichen Belastung abhängt, was vielleicht auch manche therapeutischen Erfahrungen bei orthostatischen Regulationsstörungen miterklären kann.

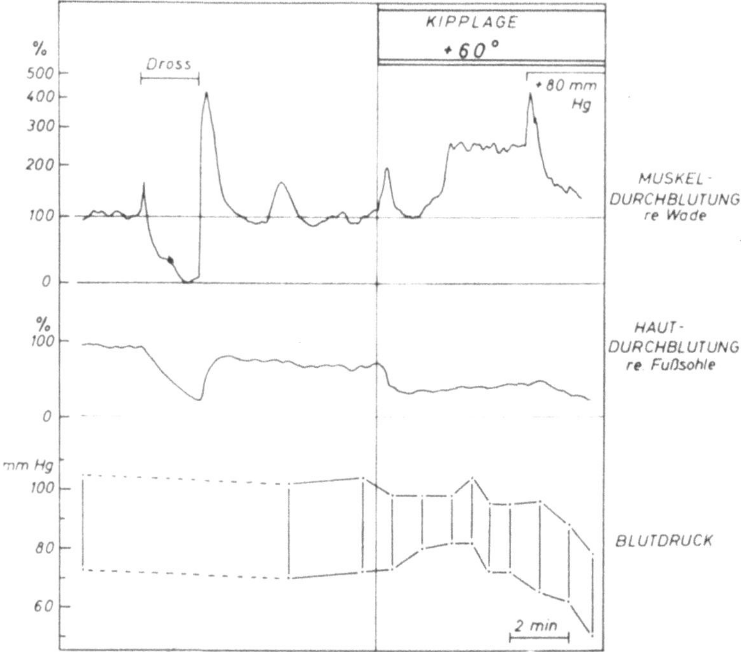

Abb. 9. Verlauf von Muskeldurchblutung (Wade), Hautdurchblutung (Fußsohle) und Blutdruck (Oberarm) bei insuffizienter orthostatischer Regulation. Die den Blutdruckabfall begleitende Muskelmehrdurchblutung war durch lokalen Überdruck (+ 80 mm Hg) größtenteils kompensierbar

F. Reaktiv-periodische Schwankungen der Muskeldurchblutung

Periodisch gedämpfte Durchblutungsverläufe sind nicht nur durch mechanische Eingriffe (Abb. 5) auszulösen, vielmehr treten auch unter pharmakologischen Einwirkungen ganz ähnliche Abläufe hervor. Die Periodendauer solcher reaktiven Schwankungen ist nach allen kurzen Auslenkungen der Gefäßweite sehr ähnlich, sie liegt bei 2—3 min. Sehr deutlich treten diese Erscheinungen auch unter Dauerinfusion von Adrenalin hervor (Abb. 10). Die reaktiv-periodischen Schwankungen sind im Gegensatz zu den spontan-rhythmischen lokaler Natur und sind vor allem stark vom lokal-mechanischen Milieu abhängig. Bei der mechanogenen Reaktion wurde schon auf die Zunahme der Periodendauer mit Erhöhung des effektiven Gefäßinnendruckes hingewiesen (Abb. 5).

Diese Druckabhängigkeit ist für die pharmakologisch ausgelösten reaktiven Perioden ganz gleichartig. In Abb. 10 sind mehrere i.v. Dauerinfusionen von Adrenalin aus einer Untersuchung zusammengestellt. Die Durchblutung wurde gleichzeitig an der linken und rechten Wade gemessen, rechts unter konstanten mechanischen Bedingungen, links bei stufenweise vermindertem Umgebungsdrucken. Die Verläufe sind gut reproduzierbar. Mit Steigerung des effektiven

Gefäßinnendruckes werden die Perioden deutlich verlängert (linke Seite), während rechts die Abläufe unverändert bleiben. Dieser Befund beweist, daß die reaktiven Perioden lokaler Natur und nicht durch Schwankungen der Adrenalinkonzentration im Blut bedingt sind; denn im Falle einer solchen Auslösung müßte die Periodendauer stets beidseitig gleich bleiben. Auch bei i.a. Infusion können gleiche Schwingungsbilder erzielt werden.

Die reaktiv-periodischen Durchblutungsschwankungen müssen wohl generell auf die dynamische Labilität der lokal-mechanischen Regelvorgänge zurückgeführt werden (vgl. S. 79). Daß pharmakologische Maßnahmen in gleicher

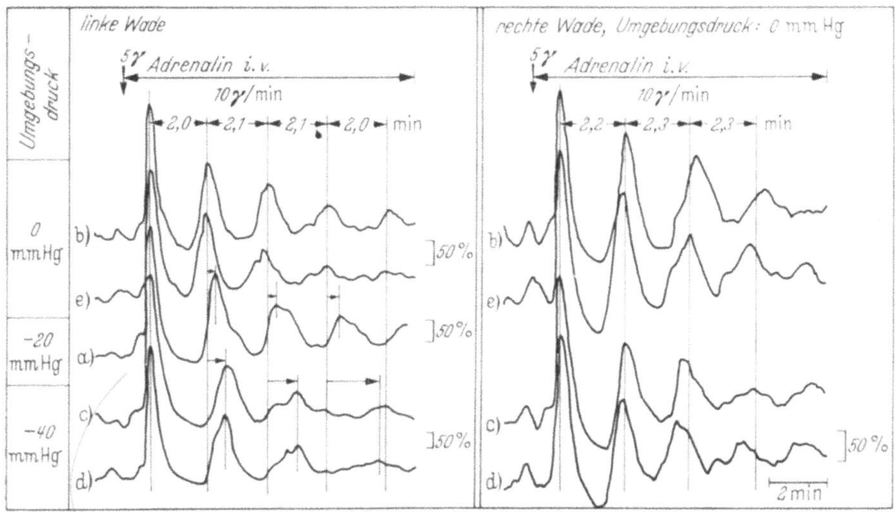

Abb. 10. Reaktiv-periodische Schwankungen der Muskeldurchblutung bei i.v. Infusion von Adrenalin. Gleichzeitige Wärmeleitmessung an beiden Waden. Die Buchstaben *a—e* kennzeichnen die Reihenfolge innerhalb des Versuchsablaufes. Links: Systematische Verlängerung der Periodendauer bei stufenweiser Verminderung des lokalen Umgebungsdruckes (Steigerung des effektiven Gefäßinnendruckes). Rechts: Kontrollen bei normalem Umgebungsdruck. (Nach GOLENHOFEN 1962a)

Weise wie adäquat-mechanische Anstöße in dieses System eingreifen, kann so gedeutet werden, daß die Pharmaka quasi-sollwertverstellend auf die lokalmechanische Regelung wirken, wobei der verstellende Eingriff infolge der geringen Dämpfung zu einer überschießenden Auslenkung der Gefäßweite führt. Die geringere Dämpfung unter Dauerinfusion von Adrenalin weist darauf hin, daß auch die Dynamik der örtlichen Regulation modifizierenden Einflüssen zugänglich ist.

G. Zur Pharmakologie der Muskelstrombahn

Mit diesen Befunden werden auch wesentliche Fragen der Pharmakologie aufgeworfen. Die Kenntnisse über die Wirkung gefäßaktiver Stoffe sind bislang noch sehr fragmentarisch. Das sei zunächst am Beispiel des bestuntersuchten Stoffes – Adrenalin – kurz erläutert. Bis heute ist die Diskussion über das grundsätzliche Verhalten der Muskeldurchblutung unter Adrenalin noch im Gange, vom Wirkungsmechanismus ganz zu schweigen.

Verschlußplethysmographische Untersuchungen hatten ergeben, daß nach der Initial-Dilatation nur bei i.v. Infusion eine anhaltende Gefäßerweiterung auftritt, nicht jedoch bei i.a. Gabe. Daraus wurde geschlossen, daß dieser Wirkungsanteil nicht durch eine direkte örtliche Adrenalinwirkung zustande käme, sondern anderer Natur sei [vgl. Barcroft u. Swan (1953)]. Im Gegensatz dazu konnten mit der Wärmeleitmessung, vor allem im Unterarm, auch bei i.a. Infusion stets anhaltende Dilatationen nachgewiesen werden, was den ersten Beobachtungen von Bock, Hensel u. Ruef (1955) in dieser Richtung entspricht.

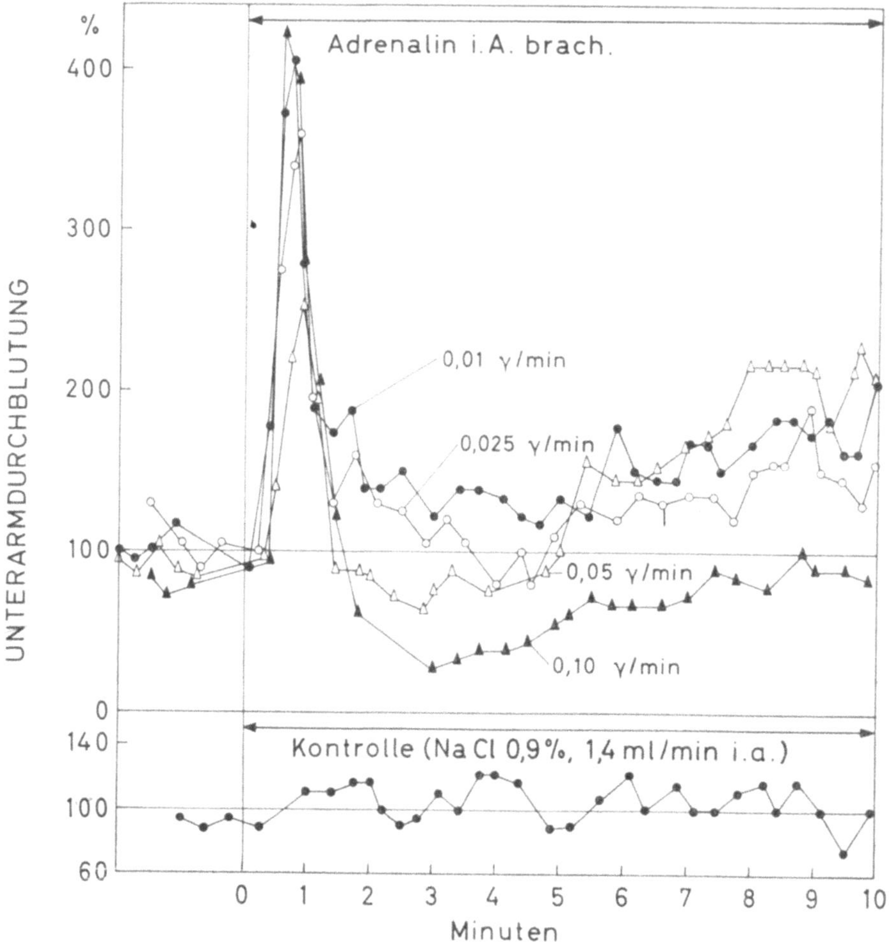

Abb. 11. Unterarmdurchblutung bei i.a. Infusion von Adrenalin mit steigenden Dosen. Zur gleichmäßigen Wirkstoffverteilung wurde ein Spezialkatheter verwendet: Polyäthylen 0,3 mm innerer, 0,6 mm äußerer Durchmesser; Spitze verschlossen; 4 seitenständige Öffnungen von 0,1 mm Durchmesser in Spitzennähe. Infusionsgeschwindigkeit stets 1,4 ml/min

Die Differenzen erklären sich durch eine besondere Tücke des plethysmographischen Verfahrens. Die Erfassung eines großen Muskelareals kann nämlich bei ungleicher Wirkstoffverteilung im Blut, wie sie bei i.a. Infusion meist vorliegt, die typischen Gefäßwirkungen verdecken; nämlich dann, wenn ein Wirkstoff wie das Adrenalin mit zunehmender Konzentration seine Wirkung umkehrt. Normale Dilatationen und abnorme Konstriktionen können sich in solchem Falle gegenseitig kompensieren und eine unveränderte Durchblutung vortäuschen. Sorgt man durch i.a. Infusion mit einem Spezialkatheter für eine gute Wirkstoffverteilung, so läßt sich auch mit der Venenverschluß-Plethysmographie für den entsprechenden Dosisbereich die normale anhaltende Dilatation der Muskelgefäße nachweisen (Abb. 11).

Zum Mechanismus der Adrenalinwirkung sei nur so viel gesagt: Die beliebte Hypothese, Adrenalin wirke mittelbar über eine Bildung von Milchsäure im Muskel gefäßerweiternd, läßt sich nach Befunden am Menschen nicht aufrechterhalten. Milchsäure vermag in weitem Dosisbereich keine Mehrdurchblutung der Muskulatur auszulösen (GOLENHOFEN 1959; DE LA LANDE u. WHELAN 1962).

Weitere pharmakologische Probleme ergeben sich, wenn man versucht, die lokal-mechanische Gefäßregulation zu berücksichtigen. Die Beeinflussung der Reaktionsperiodik ist nämlich nach unseren bisherigen Erfahrungen nicht streng mit der Veränderung der Gefäßweite gekoppelt. So ist z. B. bei Infusion von Adenosintriphosphorsäure (ATP) die Dauer der reaktiven Perioden im Vergleich zum Adrenalin stets wesentlich länger. Die zulängliche Beschreibung eines gefäßaktiven Stoffes müßte also im Prinzip neben der mittleren Weitenänderung noch folgende Parameter berücksichtigen: die initiale Amplitude, den Dämpfungsfaktor und die Periodendauer des schwingungsförmigen Durchblutungsablaufes. Nach den Befunden über die mechanogene Reaktion ist dabei auch mit örtlichen Unterschieden (Arm — Bein) zu rechnen.

Für die Therapie werden die Verhältnisse noch dadurch kompliziert, daß offenbar nicht einmal die dilatatorische Primärwirkung Vorbedingung für einen günstigen Effekt ist. So wird z. B. auch der i.a. Gasinsufflation eine gute therapeutische Wirkung zugeschrieben, obwohl hier die unmittelbare Wirkung in einer Gefäßverstopfung mit constrictorischen Reaktionen besteht. Hier erhofft man sich alles von der späteren Antwort des Organismus, und in der Tat erscheint die Wirkung viel nachhaltiger als die einer pharmakologischen Gefäßerweiterung (vgl. GOLENHOFEN u. Mitarb. 1956).

Insgesamt ergibt sich daraus, daß es nicht möglich ist, eine rationale Pharmakotherapie darauf zu gründen, daß aus der üblichen pharmakologischen Analyse eines Wirkstoffes auf seine therapeutische Wirkung geschlossen werden könnte.

H. Schlußbetrachtungen

Unsere Untersuchungen des Muskelkreislaufes haben zu einer besonderen Betonung derjenigen Regulationsmechanismen geführt, die in der Struktur der Gefäßperipherie selbst verankert sind. Wie schon einleitend hervorgehoben wurde, braucht eine solche Betonung der peripheren Eigengesetze nicht eine Isolierung der Betrachtungsweise nach sich zu ziehen, sondern kann zugleich neue Ansatzpunkte zu einem vertieften Verständnis des gesamten Funktionsgefüges liefern.

Auf einen Aspekt in dieser Richtung, der die Abstimmung von Peripherie und zentraler Regulation anschaulich machen kann, sei abschließend noch kurz hingewiesen: auf die Beziehungen zwischen zentralen und peripheren rhythmischen Erscheinungen. Auch WEZLER (1953/54) hat schon auf die besondere Bedeutung der rhythmischen Vorgänge im Kreislauf hingewiesen.

Am Muskelkreislauf manifestieren sich offensichtlich zwei ihrer Natur nach verschiedene rhythmische Phänomene: die spontan-rhythmische Steuerung der Ruhedurchblutung und die lokale reaktive Periodik. Trotzdem scheint auch hier eine Abstimmung vorzuliegen, insofern nämlich, als z. B. die Dauer der Adrenalin-Perioden im Mittel das Doppelte der spontanen 1 min-Rhythmik beträgt. Es könnte so sein, daß hier eine potentielle lokale Eigenrhythmik normalerweise durch einen zentralen Schrittmacher harmonisch überformt wird. Auch in anderen Funktionssystemen werden organspezifische Reaktionen durch ganzzahlige Koordination ihrer Periodik in den spontan-rhythmischen Ordnungszusammenhang eingegliedert (Hildebrandt 1962 b).

Wie mögen solche Abstimmungen im Krankhaften aussehen? Welche Folgen können Störungen der zentral-rhythmischen Steuerung für die Dynamik der peripheren Gefäßfunktion haben? Was bedeutet in dieser Hinsicht der therapeutische Effekt eines peripheren Gefäßtrainings?

In solchen Fragen wird sich das Bild von der normalen Funktion des Muskelkreislaufes zu bewähren haben, das hier zu umreißen versucht wurde.

Literatur

Barcroft, H., J. Brod, Z. Hejl, E. A. Hirsjärvi and A. H. Kitchin: The mechanism of the vasodilatation on the forearm muscle during stress. Clin. Sci. **19**, 577—586 (1960).
—, and H. J. C. Swan: Sympathetic control of human blood vessels. London 1953.
Bayliss, W. M.: On the local reactions of the arterial wall to changes of internal pressure. J. Physiol. (Lond.) **28**, 220—231 (1902).
— The vaso-motor system. Bombay, Calcutta, Madras: Longmans, Green & Co. 1923.
Blair, D. A., W. E. Glover, A. D. M. Greenfield and I. C. Roddie: The increase in tone in forearm resistance blood vessels exposed to increased transmural pressure. J. Physiol. (Lond.) **149**, 614—625 (1959).
Bock, K. D., H. Hensel u. J. Ruef: Die Wirkung von Adrenalin und Noradrenalin auf die Muskel- und Hautdurchblutung des Menschen. Pflügers Arch. ges. Physiol. **261**, 322—333 (1955).
Bülbring, E.: Correlation between membrane potential, spike discharge and tension in smooth muscle. J. Physiol. (Lond.) **128**, 200—221 (1955).
Coles, D. R., B. S. L. Kidd and G. C. Patterson: The reactions of the blood vessels of the human calf to increases in transmural pressure. J. Physiol. (Lond.) **134**, 665—674 (1956).
De la Lande, I. S., and R. F. Whelan: The role of lactic acid in the vasodilator action of adrenaline in the human limb. J. Physiol. (Lond.) **162**, 151—154 (1962).
Folkow, B.: Intravascular pressure as a factor regulating the tone of the small vessels. Acta physiol. scand. **17**, 289—310 (1949).
— A study of the factors influencing the tone of denervated blood vessels perfused at various pressures. Acta physiol. scand. **27**, 99—117 (1953).
— Nervous control of the blood vessels. Physiol. Rev. **35**, 629—663 (1955).
— Nervous control of the blood vessels. In: McDowall, J. R. S., The control of the circulation of the blood. London: Wm. Dawson & Sons 1956.
— The efferent innervation of the cardiovascular system. Verh. dtsch. Ges. Kreisl.-Forsch. **25**, 84—96 (1959).
— S. Mellander and B. Öberg: The range of effect of the sympathetic vasodilator fibres with regard to consecutive sections of the muscle vessels. Acta physiol. scand. **53**, 7—22 (1961).
Frank, O.: Die Elastizität der Blutgefäße. Z. Biol. **71**, 255—272 (1920).
Golenhofen, K.: Die Wirkung von Adrenalin auf die menschlichen Muskelgefäße. Verh. dtsch. Ges. Kreisl-Forsch. **25**, 96—104 (1959).
— Zur Reaktionsdynamik der menschlichen Muskelstrombahn. Arch. Kreisl.-Forsch. **38**, 202—223 (1962a).

GOLENHOFEN, K.: Physiologie des menschlichen Muskelkreislaufes. Marb. Sitzungsber. 83/84, 167—254 (1962b).

— D. A. BLAIR u. W. SEIDEL: Zur Natur affektiver Muskeldurchblutungssteigerungen beim Menschen. Pflügers Arch. ges. Physiol. 272, 223—236 (1961).

—, H. HENSEL u. G. HILDEBRANDT: Durchblutungsmessung mit Wärmeleitelementen. Stuttgart: Georg Thieme 1963.

—, u. G. HILDEBRANDT: Weiterentwicklung der Wärmeleitsonde zur Messung der menschlichen Muskeldurchblutung. Pflügers Arch. ges. Physiol. 274, 615—623 (1962a).

— — Das Verfahren der Wärmeleitmessung und seine Bedeutung für die Physiologie des menschlichen Muskelkreislaufes. Arch. Kreisl.-Forsch. 38, 23—70 (1962b).

— — u. F. SCHERER: Die Wirkung der intraarteriellen Sauerstoffinsufflation auf die Muskeldurchblutung des Menschen. Klin. Wschr. 34, 829—836 (1956).

—, u. A. MITSÁNYI: Zur Frage arteriovenöser Kurzschlüsse in der Muskelstrombahn des Menschen. Pflügers Arch. ges. Physiol. 274, 413—421 (1962).

HENSEL, H., u. J. RUEF: Fortlaufende Registrierung der Muskeldurchblutung am Menschen mit einer Calorimetersonde. Pflügers Arch. ges. Physiol. 259, 267—280 (1954).

HILDEBRANDT, G.: Rhythmus und Regulation. Med. Welt 1961, 73—81.

— Rhythmische Koordination als Ordnungsprinzip biologischer Funktionen. Umschau 62, 592—596 (1962a).

— Reaktive Perioden und Spontanrhythmik. Rep. 7. Conf. Soc. for Biol. Rhythm, 75—82. Turin: Edizioni Panminerva Medica 1962b.

HYMAN, CH., S. ROSELL, A. ROSEN, R. R. SONNENSCHEIN and B. UVNÄS: Effects of alterations of total muscular blood flow on local tissue clearance of radio-jodide in the cat. Acta physiol. scand. 46, 358—374 (1959).

ILLIG, L.: Die terminale Strombahn. Berlin-Göttingen-Heidelberg: Springer 1961.

LANGENDORF, H., G. SCHÖNBACH u. R. K. ZAHN: Das Verhalten der kleinen Blutgefäße der Schwimmhaut des Frosches bei erhöhtem Außendruck. Z. exper. Med. 126, 82—104 (1955).

PABST, H. W.: Untersuchungen der Muskeldurchblutung mit radioaktiven Isotopen. Arch. physikal. Ther. 10, 230—242 (1958).

PIIPER, J., P.-W. SCHNEIDER u. W. SCHOEDEL: Kurzschlußdurchblutung. Klin. Wschr. 32, 540—546 (1954).

REIN, H.: Kreislauf und Stoffwechsel. Verh. dtsch. Ges. Kreisl.-Forsch. 14, 9—39 (1941).

— Die bestimmenden Faktoren für die Vasomotorik der Ruhedurchblutung des Skeletmuskels. Pflügers Arch. ges. Physiol. 248, 100—110 (1944).

— Über die Drosselungstoleranz und die kritische Drosselungsgrenze der Herz-Coronargefäße. Pflügers Arch. ges. Physiol. 253, 205—223 (1951).

SCHROEDER, W.: Besitzt die Skeletmuskulatur eine Kurzschlußdurchblutung? Pflügers Arch. ges. Physiol. 272, 5 (1960).

— Der physiologische Nachweis arteriovenöser Kurzschlüsse in der Skeletmuskulatur. Pflügers Arch. ges. Physiol. 273, 281—287 (1961).

UVNÄS, B.: Sympathetic vasodilator outflow. Physiol. Rev. 34, 608—618 (1954).

— Sympathetic vasodilator system and blood flow. Physiol. Rev. Suppl. 4, 69—76 (1960).

WEZLER, K.: Die Funktion der peripheren Strombahngebiete. Regensburg. Jb. ärztl. Fortbild. 3, 1—18 (1953/54).

—, u. W. SINN: Das Strömungsgesetz des Blutkreislaufes. Aulendorf i. Württ.: Editio Cantor K. G. 1953.

Die formale Genese der Durchblutungsstörungen

Von

LEONHARD ILLIG

Mit 2 Abbildungen

Nach wie vor bilden die lokalen Störungen des Capillarkreislaufes eine wichtige Grundlage der allgemeinen Pathologie und damit letzten Endes auch der Pathologie der peripheren Durchblutungsstörungen. Insofern ist es wohl nicht ganz abwegig, wenn das Hauptthema dieses Tages — Pathologische Physiologie und Klinik der peripheren Durchblutungsstörungen — durch eine Übersicht über die grundsätzlich möglichen Störungen des Capillarkreislaufes eingeleitet wird. Wir werden dann allerdings nachher vor der nicht ganz einfachen Aufgabe stehen, unsere Kenntnisse über die Störungen des Capillarkreislaufs mit den klinischen und pathologisch-anatomischen Befunden bei Erkrankungen der größeren Gefäße zu integrieren.

Man teilt die verschiedenen Formen der capillären Kreislaufstörungen am besten danach ein, ob sie lokalisiert oder systematisiert auftreten und danach, ob ihre Ursache in einer motorischen Funktionsstörung, in einer Alteration der Gefäßwand oder aber in einer primären Zustandsveränderung des strömenden Blutes zu suchen ist. Es ist selbstverständlich, daß die in solcher Weise unterschiedenen Störungen unter natürlichen Verhältnissen nicht immer isoliert, sondern häufig *kombiniert* auftreten, was ihre Analyse im Einzelfall erschweren kann. Da sich diese Störungen fast nie ausschließlich auf das Capillarrohr beschränken, werde ich immer von „Capillarbett" oder „terminaler Strombahn" sprechen, womit die funktionelle Einheit von terminalen Arteriolen, eigentlichen Capillaren und Venolen gemeint ist.

Die motorischen Funktionsstörungen spielen — soweit sie wirklich nur die terminale Strombahn betreffen — in pathologischer Hinsicht eine sehr viel geringere Rolle, als man noch bis vor kurzem annahm. Sie sind meist vorübergehender Natur, ganz besonders dann, wenn sie auf dem Nervenwege ausgelöst werden. Wir unterscheiden eine arterio- bzw. arteriolo-spastische Strömungsverlangsamung in den Capillaren, die sich bis zur völligen Strömungsunterbrechung steigern kann, und eine veno-spastische Strömungsverlangsamung, die nur sehr selten bis zur völligen Zirkulationsunterbrechung führt. Liegt die Kontraktion auf der arteriellen Seite, so ist der Gefäßinhalt plasma-reich — kurz vor dem Verschluß kann es sogar zum plasma-skimming kommen, d. h. es gelangt nur noch reines Plasma durch die Capillaren — liegt die Kontraktion dagegen auf der venösen Seite, so ist der Capillarinhalt plasmaarm, die Capillaren erscheinen strotzend gefüllt. Da die motorischen Funktionsstörungen an glatte Muskelzellen gebunden sind und auf deren krankhafter Erregung oder Lähmung beruhen, gibt es eine entsprechende Funktionsstörung am Capillar-Rohr selbst nicht. Eine *Ausnahme* hiervon bilden

die sog. Capillarpförtner oder Capillar-Sphincteren, die aber nur an einem ganz
bestimmten, regional gebundenen Capillartyp vorkommen, jedoch keinen ubiqui-
tären Bestandteil des Capillarbettes darstellen. Wird die arterielle Strecke des
Capillarbettes gelähmt, so kommt es zur arterio-paretischen Hyperämie, d. h. zu
einem arteriellen Tonusverlust mit erhöhter Blutzufuhr in die Capillaren. Muster-
beispiel hierfür ist die akute Entzündung. Kommt es zu einer Lähmung bzw. zu
einem Tonusverlust der kleinen Venen, so tritt eine mäßige Strömungsverlangsamung ein, die sog. "capillo-venous hyperemia" von MOON. Selten kontrahieren
sich zuführende Arteriolen *und* abführende Venen gleichzeitig.

Häufiger verlieren beide gemeinsam ihren Tonus, wobei es sich an den kleinsten
Venen meist nur um einen Verlust des *elastischen* Tonus, also eigentlich um eine
Wandschädigung handelt, weil sie in der Regel keine glatten Muskelzellen be-
sitzen. Ob ein Tonusverlust auf der arteriellen Seite lediglich auf einer muskulären
Lähmung oder aber darüber hinaus auf einer Schädigung *aller* Wandelemente
beruht, wird im Einzelfall schwer zu entscheiden sein.

Die Auswirkung der motorischen Funktionsstörungen am Capillarbett
beschränkt sich auf eine mehr oder weniger starke Strömungsverlangsamung
— unter Umständen in Verbindung mit einer veränderten Plasma-Erythrocyten-
Relation. Theoretisch wäre bei einem spastischen Venenverschluß eine vermehrte
Flüssigkeitsfiltration nach außen infolge gesteigerten Capillardruckes möglich,
was innerhalb der Strombahn zu Hämokonzentration, außerhalb der Strombahn
zu Ödem führen könnte; ob dies aber praktisch vorkommt, ist ungewiß. LEE und
VISSCHER halten ein Filtrationsödem auf diesem Wege an der Haut für möglich,
weil sie an der Hundeextremität durch Sympaticus-Reizung eine starke Kontraktion der kleinen Hautvenen hervorrufen konnten, die zu erheblicher Innen-
drucksteigerung in den Capillaren führte. KROGH bezieht die Schwellung des
hängenden Fußes und die Schwellung der Hände bei Soldaten nach längerem
Marschieren auf ein Filtrationsödem durch Capillardrucksteigerung — in diesem
Fall natürlich nicht vasomotorisch sondern statisch bedingt.

Daß dem Nervensystem im Gegensatz zu der Auffassung der Ricker-Schule
so geringe Bedeutung beim Zustandekommen der motorischen Funktionsstörungen
des Capillarkreislaufs zukommt, hat physiologische Gründe: Da die terminale
Strombahn vor allem der Gewebeernährung dient, wird sie vorwiegend lokal-
chemisch reguliert. Daher nimmt der Einfluß der Vasomotorenkontrolle im
Bereich mikroskopischer Größenordnung stark ab und die Empfindlichkeit für
lokal-chemische Reize nimmt auffallend zu. Das gilt auch — wo vorhanden —
für die Capillarsphincteren. Eine Ausnahme bilden nur die arterio-venösen
Anastomosen, indem sie sowohl auf Nervenreize als auch auf chemische Reize
sehr empfindlich ansprechen.

Viel wichtiger als die motorischen Funktionsstörungen sind — jedenfalls in
allgemein-pathologischer Hinsicht — die durch eine Alteration der Gefäßwand
hervorgerufenen Störungen des Capillarkreislaufs. Sie sind praktisch mit den
„entzündlichen Kreislaufstörungen" identisch und umfassen:

1. das entzündliche Ödem,
2. die Leukocytenauswanderung,
3. die Diapedesis-Blutung,
4. die Prästase und die Stase,
5. die Abscheidungsthrombose.

Gemeinsam ist diesen phänomenologisch ganz verschiedenartigen Vorgängen die grundsätzliche Unabhängigkeit von der Gefäßmuskulatur und damit auch von der Gefäß-Innervation sowie eine strukturelle Alteration der Gefäßwand als conditio sine qua non. Dies geht aus tierexperimentellen Lebendbeobachtungen einwandfrei hervor, obwohl histologische und in Einzelfällen selbst elektronenoptische Untersuchungen bisher nicht immer ein überzeugendes morphologisches Substrat ergeben haben. Offenbar sind in diesem Punkt die Methoden noch nicht adäquat. Von einer unterschiedlichen Qualität oder Lokalisation der Schädigung innerhalb der Gefäßwand bei den verschiedenen Formen entzündlicher Kreislaufstörungen kann daher noch nicht die Rede sein, obwohl viele Umstände der In vivo-Beobachtung hierfür sprechen. Schließlich ist es ein gemeinsames Merkmal der sog. entzündlichen Kreislaufstörungen, daß sie ziemlich wahllos mit den verschiedenartigsten physikalischen oder chemischen Einwirkungen auf die terminale Strombahn hervorgerufen werden können. Am längsten bekannt ist dies für die Stase. Dabei sieht es so aus, als wenn es *zum Teil* (aber keineswegs ausschließlich) von der Abstufung der Noxe abhängt, ob ein Ödem, eine Leukocytenauswanderung, eine Blutung oder eine Stase resultiert. Bei schweren Einwirkungen treten meist alle diese Phänomene mehr oder weniger gleichzeitig auf. Dies schließt jedoch nicht aus, daß bestimmte pharmakologische Substanzen ganz bevorzugt die eine oder die andere Form der lokalen Kreislaufstörung hervorrufen.

Im Gegensatz zum Filtrations-Ödem ist das entzündliche Ödem eiweißreich. Das Ultrafilter der Capillarwand ist für großmolekulare Eiweißkörper durchlässig geworden. Da dieses auf Grund elektronenoptischer Befunde in die Basalmembran verlegt wird, muß auf jeden Fall das Grundhäutchen geschädigt sein. Bis vor kurzem nahm man auf Grund von in vivo-Experimenten und von Berechnungen von PAPPENHEIMER an, daß die Ödemflüssigkeit das Endothelrohr durch die Endothel-Fugen passiert. Elektronenoptische Untersuchungen über die Membran-Vesikulation sowie Versuche mit radioaktiven Ionen lassen an der Ausschließlichkeit dieser Theorie wieder zweifeln. Auf jeden Fall scheint das Endothel über sehr komplizierte Mechanismen des Flüssigkeits- und Stofftransportes zu verfügen, die vielleicht auch unter pathologischen Bedingungen wirksam sind. Auch die sog. endocapilläre, plasmatische Grenzschicht, in der sich ständig latente Gerinnungsvorgänge abspielen sollen, wird mit dem Ödem in Zusammenhang gebracht, weil WITTE an der Ratte bei schweren plasmatischen Gerinnungsstörungen regelmäßig eine Zunahme der Permeabilität beobachtete. Diese Dinge sind aber noch im Fluß.

Während die Endothel-Fugen als Durchtrittsort für die Flüssigkeit noch umstritten sind, wurde ihre Bedeutung für den Austritt von Leukocyten und von Erythrocyten in den letzten Jahren sichergestellt. Insbesondere FLOREY und STAUBESAND konnten elektronenoptisch die Passage von Leukocyten durch die Endothelspalten zeigen. FLOREY ist dies auch für rote Blutkörperchen gelungen. Wie die Leukocyten dann aber durch das lückenlose Grundhäutchen nach außen gelangen — ob sie sich dabei fermentativ ein Loch bohren —, ist noch nicht bekannt. Auf jeden Fall scheint es ihnen nicht ganz leicht zu fallen oder nicht an jedem beliebigen Punkte möglich zu sein, denn sie können nach dem Durchtritt durch das Endothelrohr unter grotesken Verformungen noch ein Stückchen zwischen

Endothel und Basalmembran wandern, ehe sie das Gefäßrohr endgültig verlassen. In dieser Phase hat ZWEIFACH sie unter günstigen Versuchsbedingungen 1955 sogar schon in vivo beobachtet. Obwohl es absolut sicher erwiesen ist, daß die Leukocyten sich bei der Entzündung aktiv — mittels amoeboider Bewegungen — durch die Gefäßwand bewegen, ist doch eine Schädigung derselben notwendige Voraussetzung für ihren Austritt. Die Alteration des Endothelrohres sorgt für ihre Anreicherung im Plasmarandstrom und für die Bremsung ihres raschen Laufes sowie für die *Lokalisation* der Auswanderung. Ist diese erfolgt, so können chemotaktische Reize wirksam werden und ihren weiteren Weg im Gewebe bestimmen. Die Anreicherung der Leukocyten in den Gefäßen am Ort einer Entzündung beginnt damit, daß das Endothel an umschriebener Stelle „klebriger" wird. Hierdurch werden die Leukocyten gebremst, bleiben zunächst nur vorübergehend, schließlich endgültig und breitbasig auf der Gefäßinnenfläche hängen, und erst jetzt sind die Voraussetzungen für ihre Auswanderung gegeben. Die Amerikaner nennen dies Hängenbleiben am Endothel "sticking". Es erfolgt überwiegend auf der *venösen* Seite des Capillarbettes und wird durch eine gleichzeitige Strömungsverlangsamung begünstigt, dagegen durch eine Strömungsbeschleunigung mehr oder weniger behindert. Liegt infolge der Entzündung gleichzeitig noch eine Viscositätserhöhung des Blutes mit Aggregation der Erythrocyten vor, so werden die Leukocyten aus dem Axialfaden verdrängt, was ihr Haftenbleiben am Endothel noch begünstigt. Ungeklärt ist die Frage, ob der Entzündungsreiz die Gefäßwand primär oder auf dem Umwege über Substanzen aus dem geschädigten Gewebe trifft. Nach Lebendbeobachtungen verlassen die polymorphkernigen Leukocyten die Strombahn am leichtesten, obwohl grundsätzlich auch Lymphocyten und Monocyten austreten können. Elektronenoptisch wurde allerdings bisher eigenartigerweise *keine* Beteiligung der Lymphocyten an der entzündlichen Leukocytenauswanderung nachgewiesen. Die ausgetretenen Monocyten werden im Gewebe zu Makrophagen, und diese können sich unter Umständen in Histiocyten umwandeln.

Im Gegensatz zu den Leukocyten können sich die Erythrocyten bei der Diapedesis-Blutung weder aktiv nach außen bewegen noch ein Loch durch das Grundhäutchen bohren. Daß hier ein anderer Austrittsmechanismus vorliegen muß, geht schon daraus hervor, daß die Leukocyten einzeln und relativ langsam die Gefäßwand durch eine ganz enge Öffnung passieren, während die Erythrocyten ganz plötzlich im Schwall — gleichsam stoßweise — das Gefäßrohr verlassen, ein für den Lebendbeobachter immer wieder erstaunlicher Anblick. Dabei bleibt ebenso wie bei der Leukocytenauswanderung auch nicht vorübergehend die geringste Öffnung in der Gefäßwand zurück, obwohl sie das Gefäßrohr scheinbar mit großer Leichtigkeit durchdringen. Alle Umstände sprechen dafür, daß die treibende Kraft in dem intravasculären Blutdruck zu suchen ist, und daß eine Diapedesisblutung nur an solchen Stellen erfolgen kann, wo das *Grundhäutchen* geschädigt, wahrscheinlich sogar rupturiert ist. Dagegen sind Strömungsverlangsamung und Gefäßerweiterung *keine* notwendigen Voraussetzungen für eine Blutung. Capillarmikroskopisch konnten wir an der Haut sogar nachweisen, daß stark erweiterte Capillaren bei hämorrhagischen Diathesen geradezu von Blutungen ausgespart bleiben. Austrittsort können die kleinen Venen, die Venolen, die Capillaren und die Arteriolen sein; am leichtesten treten die Erythrocyten aber — wie die Leukocyten — an den Venolen aus. Ganz allgemein scheint der Übergang der Capillaren in die Venolen ein besonders schwacher und anfälliger Punkt der terminalen Strombahn zu sein. Die Entfernung der Erythrocyten-Extravasate erfolgt teils durch Makrophagen, wie Ebert und Florey es an der Kaninchenohrkammer beobachteten, teils auf dem Lymphwege, was u. a. auch von uns festgestellt werden konnte. An der menschlichen Haut können oberflächliche Extravasate sogar mit der Epidermis nach außen abwachsen.

In einem Atemzuge werden oft — besonders im anglo-amerikanischen Schrifttum — Stase und Thrombose genannt, obwohl beide Störungen zwar ähnliche Rückwirkungen, aber einen ganz unterschiedlichen Mechanismus haben. In beiden Fällen kommt es unter Umständen zu einer Verstopfung der Gefäßlichtung, jedoch bei der Stase stets *ohne* und bei der weißen bzw. roten Thrombose stets *mit* Gerinnungsvorgängen.

Die Stase-Verstopfung ist grundsätzlich reversibel, der Thrombosevorgang ist es nicht. Es wäre aber denkbar, daß die Stase bei längerer Dauer in eine echte Gerinnungs-Thrombose überleiten kann.

Das Vorstadium der Stase, die Prästase oder peristatische Hyperämie Rickers, beginnt mit einer Eindickung des Blutfadens, die stets genau auf den lädierten Gefäßabschnitt begrenzt bleibt. Der Beginn liegt meist an Capillaren oder kleinsten Venen. Diese Eindickung des Blutfadens, die an einer zunehmenden Strömungsverlangsamung, an einer zunehmenden optischen Homogenisierung und Scharlachrotfärbung zu erkennen ist, beruht auf einem plötzlichen Flüssigkeitsaustritt, auf einem Klebrigwerden des Endothelrohres und auf einer Aggregationstendenz der Erythrocyten untereinander und mit der Gefäßwand. Dieser Vorgang kann in jeder Phase stecken bleiben, sich zurückbilden oder aber in einer Verstopfung der Gefäßlichtung mit einem plasmafreien Blutfaden von pastenförmiger Konsistenz gipfeln. Die häufige Vergesellschaftung mit anderen Formen entzündlicher Kreislaufstörungen läßt darauf schließen, daß bei der Stase wahrscheinlich die Gefäßwand im ganzen stark alteriert ist. Ähnlich wie die Thrombosenentstehung wird der Eintritt der Stase durch eine zusätzliche, z. B. vasomotorisch bedingte Strömungsverlangsamung begünstigt und durch eine Strömungsbeschleunigung hinausgeschoben.

Bei der weißen Abscheidungsthrombose scheint die ursächliche Gefäßalteration wieder mehr am Endothel — und zwar an seiner Innenfläche — lokalisiert zu sein. Obwohl selbst elektronenoptisch bisher keine Strukturveränderungen nachgewiesen werden konnten, haben Moolten, Vroman u. Mitarb. jedenfalls in Modellversuchen gezeigt, daß das Endothel bei der Abscheidungsthrombose an umschriebener Stelle seine normale Schlüpfrigkeit, seine „Nicht-Benetzbarkeit" verliert; nun bleiben Leukocyten und vor allem Thrombocyten an ihm hängen. Die Thrombocyten erleiden im Kontakt mit der veränderten Endothelfläche ganz charakteristische Formänderungen, die unter dem Begriff der „viskösen Metamorphose" zusammengefaßt werden, und über die Witte und Schricker kürzlich sehr schöne Lebendbeobachtungen am Rattenmesenterium mitgeteilt haben. Im Gegensatz zum einfachen Leukocyten-"sticking" wird an der Stelle der Gefäß-Läsion wahrscheinlich Gewebs-Thrombin frei, und dies löst die für die Thrombusbildung entscheidende viscöse Metamorphose aus. Es lagern sich rasch wachsende, zunächst oft noch wieder losreißende Thrombusmassen der Gefäßwand an, die schließlich zu einer einseitigen oder konzentrischen Einengung der Gefäßlichtung führen. Obwohl der Zustand und die Zahl der Thrombocyten für die Thrombose-Disposition eine wichtige Rolle spielen, ist es bei der Abscheidungsthrombose doch immer ein Gefäßwandfaktor, welcher die Manifestation und Lokalisation der Thrombusbildung bestimmt. Insoweit darf man die Ergebnisse des Tierexperimentes sicherlich ohne weiteres auf den Menschen übertragen. Wobei ich aber daran erinnern möchte, daß es sich hier immer um die Thrombose innerhalb des Capillarbettes, *nicht* innerhalb *großer* Gefäße handelt. Ebenso wie Stase und Leukocytenauswanderung entwickelt sich die Abscheidungsthrombose ganz vorzugsweise auf der *venösen* Seite des Capillarbettes. Histologisch weicht die tierexperimentelle Thrombose nur darin von derjenigen des Menschen ab, daß die Thromben überraschenderweise lediglich aus Plättchen aufgebaut sind, jedoch kein Fibrin enthalten. Die Abscheidungsthrombose läßt sich im Tierversuch mit Dicumarol und Heparin vorbeugen bzw. hemmen, jedoch verursachen diese beiden Medikamente in der erforderlichen Dosierung ihrerseits Leukocyten-Aggregate bzw. Plättchen-Aggregate im strömenden Blut, durch welche es zu Mikroembolien kommen kann.

Die rote Gerinnungs-Thrombose ist tierexperimentell schwieriger auszulösen und wird viel seltener beobachtet. LUTZ u. Mitarb. erzeugten sie durch Thrombin-Injektionen und konnten dabei eine begünstigende Wirkung von Cortison-Derivaten feststellen. Viele Umstände sprechen dafür, daß sie sich häufig sekundär an eine Abscheidungsthrombose anschließt, also letzten Endes auch die Folge einer Gefäßwand-Alteration darstellt. Voraussetzung für ihre Entstehung ist aber eine hochgradige Strömungsverlangsamung. Möglicherweise geht die rote Thrombose manchmal aus einer länger anhaltenden Stase hervor; sicher sind diese beiden wesensverschiedenen Zustände aber in der experimentellen Literatur sehr häufig verwechselt worden.

Neben der klassischen weißen und roten Thrombose gibt es noch eine mikroembolische Verstopfung des Capillarbettes mit zirkulierenden Plättchen-Aggregaten und Leukocyten-Aggregaten, die insofern nicht der Thrombose-Definition entspricht, als es sich um eine System-Affektion der frei zirkulierenden Blutkörperchen *ohne* Gerinnungsvorgang handelt und nicht um einen ortsständigen Prozeß. Zirkulierende Plättchen-Aggregate (oft mißverständlich als Plättchen-„Thromben" bezeichnet) wurden nach Injektion kolloidaler Substanzen in die Blutbahn (DAMASHEK und MILLER 1946), nach Heparin-Behandlung (COPLEY 1948) und als immunologische Agglutinate nach Injektion von Anti-Plättchen-Serum (WITTE und SCHRICKER 1957) beobachtet. Zirkulierende Leukocyten-Aggregate treten beim Lichtschlag der Maus (CAMPBELL und HILL 1924), nach Fremd-Serum-Injektion (ABELL und SCHENCK 1938), unter Dicumarol-Behandlung (LUTZ, FULTON und AKERS 1951) und nach Injektion von Ascariden-Toxin, Pepton und Heparin (ESSEX und GRANA 1949) auf.

Damit hätte ich Ihnen die wichtigsten Formen örtlicher Kreislaufstörungen umrissen. Bevor ich nun auf ihre pathogenetische Bedeutung und auf ihre möglichen Beziehungen zu den peripheren Durchblutungsstörungen der großen Gefäße übergehe, will ich noch eine Störung des Capillarkreislaufs wenigstens kurz streifen, die in umschriebener Form ziemlich bedeutungslos ist, deren systematische Form aber von Internisten und Chirurgen gegenwärtig heftig diskutiert

wird: die an die Namen Fahraeus und Knisely gebundene intravasale Erythrocyten-Aggregation mit ihren möglichen Mikro-Embolien, das sog. "blood sludge-
Phaenomen". Hierbei handelt es sich primär um eine von der Gefäßwand unabhängige Störung der Suspensionsstabilität des Blutes mit mehr oder weniger
fester Verklumpung der Erythrocyten untereinander. Sie wird beim Tier und
auch beim Menschen bei verschiedenen Krankheitszuständen gefunden, die mit
einer Senkungsbeschleunigung einhergehen, vorzugsweise nach Verbrennungen
und nach ausgedehnteren Frakturen. Das blood sludge-Phaenomen beruht meist
auf einer quantitativen oder qualitativen Verschiebung der Plasmaproteine.
Daher kann es u. a. auch durch künstliche Zufuhr groß-molekularer Fremd-
kolloide, z. B. durch bestimmte Blutersatzflüssigkeiten ausgelöst oder verstärkt
werden. Umgekehrt wird es durch niedermolekulare Kolloidlösungen, z. B. durch
niedermolekulares Dextran abgeschwächt. Unter welchen Umständen und an
welchen Organregionen es durch "blood sludge" Aggregate zu nennenswerten
Mikroembolien mit geweblichen Folgen kommen kann, ist noch recht umstritten.
Auf jeden Fall scheint dies bei Kryoglobulinämien und beim Morbus Waldenström
der Fall zu sein.

Welche Bedeutung kommt den lokalen Störungen des Capillarkreislaufs
nun allgemein und speziell im Rahmen peripherer Gefäßkrankheiten zu? Be-
ginnen wir wieder mit der Gruppe der motorischen Funktionsstörungen, so
stehen wir vor einer sehr schwierigen Frage. Eine allgemeingültige Antwort
läßt sich kaum finden. Ob es z. B. Dauer-Kontraktionen kleinster Arterien oder
Arteriolen gibt, die bis zur anoxämischen Gewebsschädigung führen können, ist
nicht sicher erwiesen. Auf jeden Fall dürften arterioläre Spasmen nur an solchen
Organen eine nennenswerte Rolle spielen, die sich auch normalerweise durch ein
lebhaftes motorisches Funktionsspiel auszeichnen, z. B. an der Niere und an der
Haut. Andererseits muß der Capillarmikroskopiker immer wieder staunen, wie
lange das Blut gerade in den Hautcapillaren stagnieren kann, *ohne* daß eine nach-
weisbare trophische Störung eintritt. Vergleichende physiologische Untersuchungen haben ergeben, daß diejenigen Organe, deren Parenchym tatsächlich
gegen Sauerstoffmangel sehr empfindlich ist, durch ein träges motorisches Funktionsspiel, durch eine geringe Vasomotoren-Kontrolle und durch arterio-arterielle
Anastomosen bzw. mehrfache Zuflüsse und Abflüsse vor vasomotorisch bedingten
Betriebsstörungen weitgehend abgesichert sind; dies gilt z. B. in besonderem
Maße für das Gehirn und für die Inseln des Pankreas. Kommt es beim Raynaud-
Anfall zu Nekrosen der Haut, so dürfte der entscheidende Gefäßverschluß — sofern
er dann überhaupt noch rein funktioneller Natur ist — weniger an den Arteriolen
als an den *größeren* Arterien, z. B. an den Fingerarterien, zu suchen sein. Und dies
muß man wohl ganz allgemein für *nervös* ausgelöste Spasmen annehmen. Mir ist
aus der Pathologie eigentlich kein Beispiel bekannt, bei welchem tatsächlich
Kontraktionszustände der terminalen Strombahn nachgewiesenermaßen zur
Gewebsschädigung führen. Diese Einschränkung gilt auch für die Möglichkeit
eines vasomotorisch bedingten Filtrationsödems. Noch berechtigter ist solche
Skepsis im Hinblick auf *venöse* Kontraktionen. Wenngleich die motorische
Aktivität der kleinsten Venen von Organ zu Organ außerordentlich schwankt
(hoch ist sie z. B. an der Leber und an der Lunge), so darf man doch sagen, daß
die Venomotion durchweg wesentlich träger ist als das Funktionsspiel der kleinsten

Arterien. Allerdings haben ZWEIFACH, NAGLER und THOMAS im Tierversuch nach
Einwirkung von bestimmten Bakterientoxinen eine auffallende Steigerung der
Venen-Motorik gesehen, und zwar ausgerechnet am Rattenmesenterium, an
welchem die kleinsten Venen normalerweise sehr träge reagieren. Daß arterioläre
Spasmen oder gegebenenfalls Kontraktionszustände der Capillar-Sphincteren
zu größerer Bedeutung gelangen, ist auch deswegen recht unwahrscheinlich, weil
diese distalsten Partien des Arteriensystems, wie ich vorhin schon erwähnte,
vorwiegend lokal-chemisch gesteuert werden, so daß beim Eintritt einer spastisch
bedingten Sauerstoffnot letzten Endes die dilatierenden Stoffwechselprodukte
des Gewebes stets die Oberhand behalten dürften. Erst größere und weiter
proximal gelegene Arterien bzw. Venen sind der lokal-chemischen Regulierung
weitgehend entzogen.

Über die pathogenetische Bedeutung des entzündlichen Ödems, der Leukocytenauswanderung und der Diapedesisblutung brauche ich kein Wort zu verlieren; diese Störungen nehmen ihren festen Platz in der Lehre der allgemeinen
Pathologie ein. Sehr problematisch ist dagegen noch die Bedeutung der Stase
und ihrer Vorstufen im Krankheitsgeschehen, obwohl sie in den Pathologie-
Büchern eine große Rolle spielt. Die Hauptschwierigkeit liegt darin, daß sie
bisher ausschließlich im Tierexperiment beobachtet und meist durch recht
unphysiologische Noxen ausgelöst worden ist. In der Human-Pathologie wurde
sie bisher nicht gefunden, weil sie sich dem histologischen Nachweis entzieht.
Nur unter ganz bestimmten methodischen Voraussetzungen läßt sie sich, wie ich
Ihnen nachher an Hand von Mikrophotogrammen zeigen darf, auch im histologischen Präparat nachweisen (Abb. 1 u. 2). Am Menschen ist dies bisher nicht
geglückt. Wir wissen daher über ihre wahre Bedeutung so gut wie gar nichts
Sicheres.

Ich persönlich möchte glauben, daß ihre Vorstufe, die prästatische Hyperämie
bzw. Strömungsverlangsamung im Rahmen entzündlicher Prozesse häufiger vorkommt, als die komplette Stase selbst. Ihre Bedeutung würde vor allem in der
umschriebenen Viscositätszunahme des Blutfadens mit Erhöhung des Strömungswiderstandes in den Capillaren und Venolen liegen. Hierbei ist zu beachten, daß
membranöse Gewebe mit langgestreckter Strombahn und geringer vis a tergo
in den Capillaren stase-anfälliger sind, als kompakte, kurzstreckige Strombahnen
mit relativ hoher vis a tergo. Aus diesem Grunde kann die Stase im Experiment
besonders leicht an den Mesenterien und an den Schwimmhäuten ausgelöst
werden, schwerer dagegen z. B. am Pankreasorgan. Die Stasebildung wird übrigens durch zusätzliche Strömungsverlangsamung begünstigt und durch Strömungsbeschleunigung vorgebeugt. Dieser Umstand hatte früher zu der irrtüm-
lichen Annahme ihrer vasomotorischen Entstehung geführt.

Im Hinblick auf die weiße und rote Thrombose der kleinen Blutgefäße ist es
leichter, ihre pathogenetische Bedeutung abzuschätzen, weil sie histologisch
nachweisbar ist. Ich möchte glauben, daß sie von allen lokalen Kreislaufstörungen
für die Genese der peripheren Durchblutungsstörungen die größte Bedeutung hat.
Denn bei allen organischen Gefäßleiden gibt es Endothelläsionen, und zwar
sowohl an großen wie an kleinen und kleinsten Gefäßen. Außerdem liegt es in der
Natur dieser Krankheiten, daß die Strömung in weiten Teilen der Peripherie
verlangsamt ist. Treffen nun diese beiden Faktoren — Endothel-Läsion und

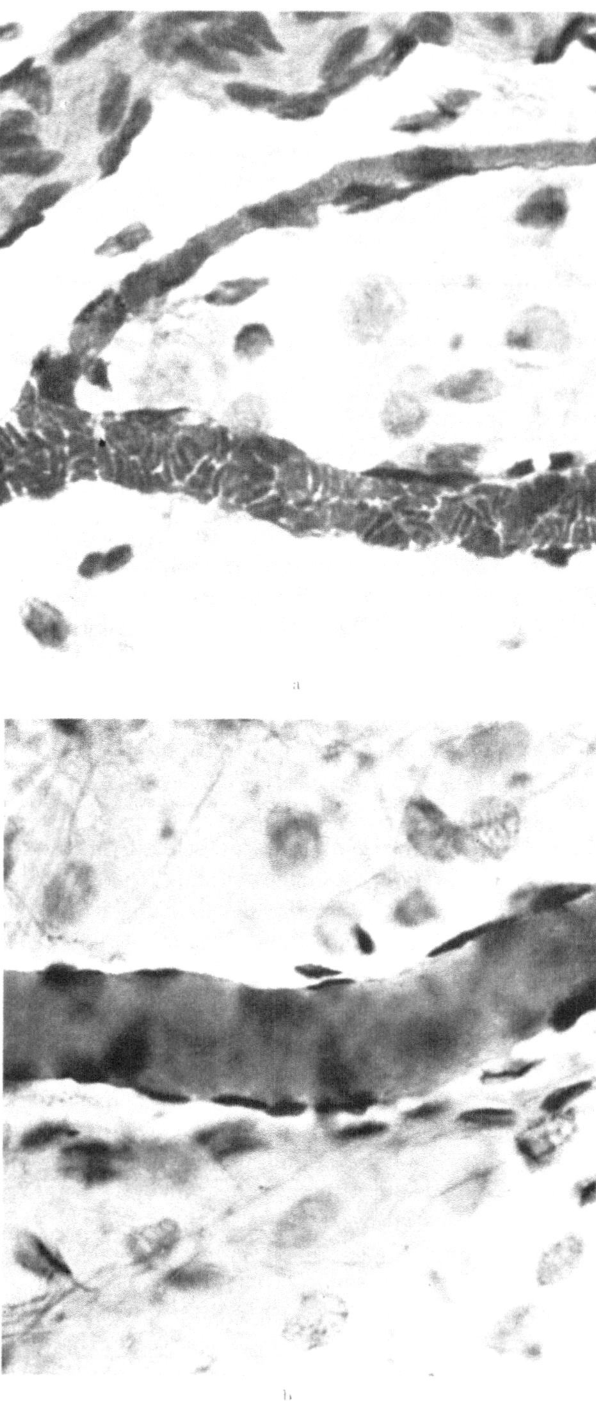

Abb. 1a—b. *Histologische Darstellung der Stase*. (Fixierung mit Hilfe der Gefriertrocknung). a Kleines Blutgefäß, in welchem sich das Blut in einfachem Stillstand befindet. Die Erythrocyten liegen zwar ziemlich dicht, sind aber Zelle für Zelle einzeln zu erkennen. b Kleines Blutgefäß in Stase. Auch im histologischen Hautchen-Präparat erscheint der Erythrocytenfaden optisch homogen (Kaninchen-Mesenterium)

Strömungsverlangsamung — zusammen, so sind die wichtigsten Vorbedingungen für eine Abscheidungsthrombose gegeben. Liegt nun noch eine Systemerkrankung mit Verschiebung der Serumeiweißkörper und mit Senkungsbeschleunigung vor, so ist darüber hinaus mit einer intravasalen Erythrocyten-Aggregation zu rechnen, und diese erhöht — von der Möglichkeit der Mikro-Embolie abgesehen — wiederum ihrerseits die Thrombose-Disposition. In diesem Zusammenhang ist es vielleicht erwähnenswert, daß eine alimentäre Hyperlipämie das blood sludge-Phänomen begünstigt, worauf man heute die Provokation eines Herzinfarktes durch große,

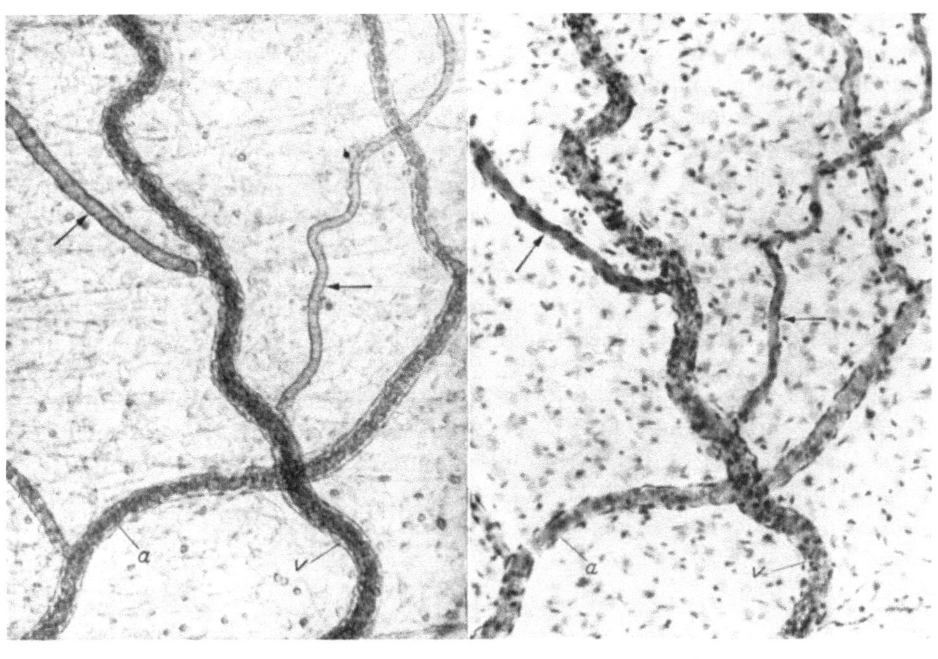

Abb. 2a—b. *Gleichzeitige vitalmikroskopische und histologische Beobachtung einer Stase.* a Mesenteriales Gesichtsfeld mit kleiner Arterien-Gabel (*a*) und Venen-Gabel (*v*). In zwei kleinen Venolen ist Stase eingetreten (Pfeile). b Gleiches Gesichtsfeld nach Gefriertrocknung und Färbung. Eine Schrumpfung des Präparates ist weitgehend vermieden worden. Auch jetzt erkennt man die Stase in den beiden Venolen deutlich an der optischen Homogenisierung des Blutfadens (Pfeile). Nur der Plasmarandsaum in der kleinen Arterie ist in dem histologischen Präparat nicht mehr sicher zu erkennen

Die Vorlagen für die Abbildungen 1 b und 2 a und b wurden mir freundlicherweise von Herrn Dozent Dr. Macher, Universitäts-Hautklinik, überlassen, mit welchem diese Untersuchungen gemeinsam durchgeführt wurden.

fettreiche Mahlzeiten zurückführt. Ich erwähne in diesem Zusammenhang die schönen Untersuchungen von HARDERS, in denen u. a. EKG-Veränderungen nach Fettprobekost bei gesunden Versuchspersonen beobachtet wurden.

Die Bedeutung der Mikroembolien durch intravasale Erythrocyten-Aggregation muß noch mit großer Zurückhaltung betrachtet werden. Bisher sind nämlich wirkliche Gefäßverstopfungen auch im Tierversuch nur an der Conjunctiva bulbi, jedoch nicht an den Mesenterien oder anderen Versuchsregionen beobachtet worden. Es sieht so aus, als ob die Konjunctivalstrombahn zu passageren Strömungsunterbrechungen durch Erythrocyten-Aggregate in besonderem

Maße disponiert ist. Andererseits haben Gelin u. Mitarb. allerdings beim traumatischen Schock des Kaninchens einen Zusammenhang zwischen blood sludge-Phänomen und umschriebenen Nekrosen in Niere und Leber dadurch wahrscheinlich machen können, daß die histologischen Organveränderungen durch Infusion hochmolekularen Dextrans verstärkt und durch Infusion niedermolekularen Dextrans eindeutig abgeschwächt werden konnten. Jedoch haben Thorsén u. Mitarb. auf der letzten Europäischen Konferenz für Mikrozirkulation wieder Wasser in diesen Wein gegossen, indem sie feststellten, daß die ungünstige Wirkung der hochmolekularen Dextransinfusion durch vorherige Stellatum-Blockade weitgehend verhindert werden kann. Es tauchen also wieder Zweifel auf, ob die durch groß-molekulare Fremd-Kolloide hervorgerufenen capillären Kreislaufstörungen tatsächlich auf dem Umweg über die blood sludge-Bildung hervorgerufen werden. Offenbar kommt hier den Vasomotoren eine unerwartete Bedeutung zu. An die Möglichkeit von Mikro-Embolien mit Leukocyten-Aggregaten und Thrombocyten-Aggregaten sollte man sich erinnern, wenn bei Gefäßkrankheiten mit thrombotischen Schüben Antikoagulantien gegeben werden und nun trotz befriedigender Gerinnungshemmung weiterhin Zeichen von Gefäßverschlüssen auftreten. Allerdings muß ich betonen, daß solche Mikroembolien bisher nur im Tierversuch beobachtet wurden. Immerhin dürfte es sich vielleicht lohnen, dieser Frage auch in der Klinik vermehrte Aufmerksamkeit zu schenken.

Meine sehr verehrten Damen und Herren!

Sie ersehen aus den dürftigen Brücken, die ich von den mikrozirkulatorischen Beobachtungen zur Klinik und Pathologie der Gefäßkrankheiten schlagen konnte, wie isoliert die mikrozirkulatorische Physiologie und Pathologie noch im Raume der Angiologie steht und wie notwendig es ist, ihre Resultate mit den Befunden über die normale und gestörte Makrozirkulation zu korrelieren.

Literatur

Abell, R. G., and H. P. Schenck: Microscopic observations on the behavior of living blood vessels of the rabbit during the reaction of anaphylaxis. J. Immunol. **34**, 195 (1938).

Campbell, A., u. L. Hill: The effects of light upon leucocytes and blood vessels in the mesentery of the living animal. Brit. J. exp. Path. **5**, 317 (1924).

Copley, A. L.: Embolization of platelet agglutination thrombi in the Hamster's pouch produced by heparin. Fed. Proc. **7**, 22 (1948).

Dameshek, W., and E. Miller: The megakaryocytes in idiopathic thrombocytopenic purpura, a form of hypersplenism. Blood **1**, 27 (1946).

Essex, H. E., and A. Grana: Behavior of the leucocytes of the rabbit during periods of transient leukopenia variously induced. Amer. J. Physiol. **158**, 396 (1949).

Fajers, C. M., and L. E. Gelin: Kidney-, liver- and heart-damages from trauma and from induced intravascular aggregation of blood-cells. Acta path. microbiol. scand. **46**, 97 (1959).

Florey, H.: Lectures on general pathology. S. 58ff. Philadelphia: W. B. Saunders Company 1962.

Gelin, L. E.: Hematorheological disturbances in surgery. Acta chir. scand. **122**, 287ff. (1961).

Groth, C. G., B. Löfström, B. Rybeck and G. Thorsen: Effect of high molecular weight dextran on tissue oxygen tension. A polarographic study on the rabbit. 2. Europäische Konferenz für Mikrozirkulation, Pavia 1962. (Erscheint bei S. Karger als Supplementband zu Acta Anatomica.)

Harders, H.: Neue Beobachtungen zum Diät-Fehler. Verh. dtsch. Ges. inn. Med. **62**, 499 und 513 (1956).

ILLIG, L.: Experimentelle Untersuchungen zum Rickerschen Stufengesetz. Klin. Wschr. **31**, 366 (1953).
— Experimentelle Untersuchungen über die Entstehung der Stase. Virchows Arch. path. Anat. **326**, 510 (1955).
— Kapillar-„Kontraktilität", Kapillar-„Sphinkter" und „Zentralkanäle" („A.-V.-Bridges"). Klin. Wschr. **35**, 7 (1957).
— Die terminale Strombahn. Kapillarbett und Mikrozirkulation. Berlin-Göttingen-Heidelberg: Springer-Verlag 1961.
—, u. H. CONRATHS: Mikroskopische Lebensaufnahmen vom Kapillarbett des Tieres und des Menschen. Heft I 1958, Heft II 1959, Firma C. H. Boehringer, Ingelheim.
—, u. H. W. WEBER: Zur Entstehung, Benennung und Einteilung der örtlichen Kreislaufstörungen. Klin. Wschr. **36**, 183 (1958).
LEE, J. S., and M. B. VISSCHER: Microscopic studies of skin blood vessels in relation to sympathetic nerve stimulation. Amer. J. Physiol. **190**, 37 (1957).
LUTZ, B. R., G. P. FULTON and R. P. AKERS: White thromboembolism in the hamster cheek pouch after trauma, infection and neoplasia. Circulation **3**, 339 (1951).
STAUBESAND, J.: Persönliche Mitteilung.
WITTE, S., u. K. TH. SCHRICKER: Kapillarmikroskopische Befunde bei Immunthrombozytopenie. 6. Europ. Haematologen-Kongreß, Kopenhagen 1957. Transactions bei S. Karger.
—, u. K. TH. SCHRICKER: Experimentelle Untersuchungen über das Verhalten der Thrombozyten im Kreislauf. Klin. Wschr. **36**, 1119 (1958).
ZWEIFACH, B. W., A. L. NAGLER and L. THOMAS: The role of epinephrine in the reactions produced by the endotoxins of gram-negative bacteria. II. The changes produced by endotoxin in the vascular reactivity to epinephrine, in the rat mesoappendix and the isolated, perfused rabbit ear. J. exp. Med. **104**, 881 (1956).

Die Verfahren zur Beurteilung der Extremitäten-
durchblutung des Menschen

Von

K. D. BOCK

Die Behandlung des mir zugeteilten Themas bereitet einige Schwierigkeiten, weil in diesem Kreise die Kenntnis der verfügbaren Methoden zur Beurteilung der Extremitätendurchblutung beim Menschen vorausgesetzt werden kann und in den letzten Jahren lediglich Modifikationen bereits bekannter Verfahren, jedoch keine prinzipiell neuen Entwicklungen zu verzeichnen sind. Ich möchte daher davon absehen, die einzelnen Methoden systematisch nacheinander zu besprechen und will lediglich versuchen, einen kurzen Überblick über ihre Brauchbarkeit zur Beantwortung der sehr verschiedenen Fragestellungen zu geben, die in der Diagnostik, in der Pathophysiologie, in der klinischen Pharmakologie und im therapeutischen Versuch am Menschen auftauchen. Dies erscheint um so notwendiger, als ein Blick in die Literatur zeigt, daß auf diesem Gebiet immer noch recht verworrene Vorstellungen verbreitet sind.

Zunächst eine Zusammenstellung der derzeit vorhandenen Verfahren (Tab. 1), wobei alle apparativen und meßtechnischen Modifikationen der einzelnen Methoden weggelassen wurden. Nicht aufgenommen wurde das von SCHROEDER (*34*) kürzlich angegebene modifizierte Verfahren der peripheren Druckschreibung zur fortlaufenden Registrierung der Haut- und Muskeldurchblutung, weil ich aus den wenigen bisher vorliegenden Publikationen (*10, 33, 35, 36*) kein klares Bild über die definitive Bedeutung der Methode gewonnen habe.

Tabelle 1. *Methoden zur Beurteilung der Extremitätendurchblutung des Menschen*

1. *Klinische Untersuchung und Funktionsteste.*
   Anamnese, Inspektion, Palpation, Auskultation, Blutdruck-
   messung, Lagerungsprobe, Gehstrecke usw. (*21, 32*).
2. *Volumpulsregistrierung.*
   Oscillogramm (*23*).
   Lichtelektrische Plethysmographie (*7, 30, 31*).
   Rheographie (*25, 26*).
3. *Optische Darstellung der Gefäßmorphologie und -funktion.*
   Aorto-, Arterio- und Phlebographie.
   (Capillarmikroskopie).
4. *Durchblutungsmessung.*
   a) *Qualitative und semiquantitative Verfahren.*
      Haut-Thermometrie (*1, 15, 21, 29*).
      Isotopen-Verfahren [Na^{24}, J^{131}] (*5, 8, 13, 24, 27—29, 37—39*).
      Calorimetrie (*1, 15*).
      Messung der Wärmedurchgangszahl (*2, 40*).
      Messung der Wärmeleitzahl (*3, 9—19*).
   b) *Quantitative Verfahren.*
      Venenstauungsplethysmographie (*4, 6, 7, 20—22*).

Zu Tab. 1 ist zu bemerken, daß lichtelektrische Plethysmographie und Rheographie bei größerem apparativen Aufwand, aber höherer Empfindlichkeit und teilweise etwas günstigeren Ableitemöglichkeiten im Prinzip nicht mehr Informationen als die gewöhnliche Oscillographie geben, da es sich bei allen diesen Verfahren um Volumpulsregistrierungen handelt. Die lichtelektrischen Methoden (Durchleuchtung oder reflektiertes Licht) sind bisher nur an der Haut anwendbar. Sie wurden früher auch zur Erfassung langsamer Volumenänderungen benutzt, aus denen — meist in Verbindung mit der Oxymetrie — auf Durchblutungsänderungen geschlossen wurde. Nachdem jetzt bessere Verfahren zur Verfügung stehen, ist ihre Anwendung zu diesem Zweck überholt.

Jedes der genannten Verfahren hat Eigenheiten, die seine klinische Brauchbarkeit bestimmen und limitieren. Einige davon sind in Tab. 2 aufgeführt. Der Kostenaufwand für die Geräte, der Zeitaufwand für die Messung und die Kompliziertheit des Meßvorgangs sind praktisch nur bei den relativ wenig ergiebigen Methoden der Oscillographie und der Haut-Thermometrie so gering, daß sie in jeder Praxis und von Hilfspersonen angewendet werden können. Alle anderen Verfahren sind finanziell, zeitlich oder apparativ aufwendiger und erfordern in der Regel die Anwesenheit eines Arztes, der die Methode beherrscht. Dieser Aufwand wird ohne weiteres in Kauf zu nehmen sein bei Verfahren, die entscheidenden diagnostischen Wert besitzen, wie z. B. die Angiographie; bei allen übrigen sollte man sich überlegen, was man damit erreichen kann und will, bevor man sie verwendet.

Tabelle 2. *Eigenschaften der wichtigsten Methoden zur Beurteilung der Extremitätendurchblutung des Menschen*

	Aufwand, Kompliziertheit	Störanfälligkeit durch Bewegungen	Wiederholbarkeit	Fortlaufende Messung	Erfassung von			Komplikationen
					Haut	Muskulatur	Haut + Muskulatur	
Klinische Untersuchung und Funktionsteste	Ø		+	Ø	+	+		Ø
Oscillogramm	Ø	(+)	+	(+)			+	Ø
Lichtelektr. Plethysmographie	+	++	+	+	+			Ø
Rheographie	+	(+)	+	+			+	Ø
Angiographie	+	+	(+)	Ø			+	(+)
Haut-Thermometrie	Ø	Ø	+	+	+			Ø
Isotopenverfahren	+	+	(+)	(+)	+	+		Ø
Calorimetrie	+	+	+	+	+			Ø
Calorimeterpille (ASCHOFF und WEVER)	(+)	Ø	+	+	+			Ø
Wärmeleitmesser (HENSEL)	(+)	Ø	+	+	+			Ø
Wärmeleitsonde (HENSEL)	+	++	(+)	+		+		Ø
Venenstauungsplethysmographie	+	+	+	(+)	(+)	(+)	+	Ø

Die Störanfälligkeit des Meßvorgangs durch Bewegungen ist von Bedeutung bei Untersuchungen, die an besonders empfindlichen, unruhigen, cerebralsklerotischen oder bewußtseinsgestörten Patienten vorgenommen werden. In diesen Fällen sind längere Versuche z. B. mit der Wärmeleitsonde oder mit der lichtelektrischen Plethysmographie nicht durchführbar. Bei allen Methoden können die Untersuchungen wiederholt werden, wobei allerdings der Angiographie durch die potentielle Gefahr von Komplikationen, dem Isotopenverfahren und der Wärmeleitsonde aus anderen Gründen gewisse Grenzen gesetzt sind. Nicht mit allen Verfahren ist eine fortlaufende Messung möglich, und auch in bezug auf die Erfassung von Haut und Muskulatur unterscheiden sich die einzelnen Methoden. Die Venenstauungsplethysmographie, die als einziges Verfahren unmittelbar quantitative Werte für die Durchblutung liefert, erlaubt zwar keine kontinuierliche Messung, jedoch können die einzelnen Meßpunkte so dicht gelegt werden, daß es einer fortlaufenden Messung nahekommt. Haut- und Muskeldurchblutung werden dabei summarisch erfaßt, aber durch Messung an Körperteilen, die überwiegend Haut oder Muskulatur enthalten, sind in vielen Fällen Rückschlüsse auf die Durchblutung jeweils eines dieser Gefäßgebiete möglich.

Schließlich ergibt sich die Frage, ob ein Durchblutungsmeßverfahren, das unter Ruhebedingungen eine gute Übereinstimmung mit direkt bestimmten Werten ergibt, auch unter physiologischen oder pharmakologischen Belastungen noch verwertbare Resultate liefert. Dies trifft für die Wärmeleitsonde, den Wärmeleitmesser und die Venenstauungsplethysmographie zu, bei anderen Verfahren ist es zumindest zweifelhaft. Zu den verschiedenen Arten der Volumpulsregistrierung, die ja immer wieder zur Beurteilung des peripheren Stromzeitvolumens herangezogen werden, obwohl dafür geeignetere Methoden zur Verfügung stehen, läßt sich jedenfalls sagen, daß sie als Durchblutungsmeßverfahren ungeeignet sind, weil Höhe und Form der Volumpulse von zahlreichen, sich gleich- oder gegensinnig beeinflussenden Faktoren abhängen, deren Einfluß im Einzelfall nicht eindeutig abgeschätzt werden kann.

Nach dieser allgemeinen Übersicht möchte ich auf die Eignung der zur Verfügung stehenden Verfahren für die verschiedenen klinischen Problemstellungen eingehen.

1. Ein praktisch besonders bedeutsames Problem stellt der *Vergleich der absoluten Durchblutungsgröße* oder mit dieser korrelierter Maßzahlen beim gleichen Patienten zu verschiedenen Zeitpunkten oder zwischen verschiedenen Patienten bzw. Patientengruppen dar. Alle verfügbaren Methoden (Tab. 3) einschließlich der Venenstauungsplethysmographie besitzen eine teilweise beträchtliche individuelle und interindividuelle Streuung der absoluten Meßwerte. Weiterhin erfolgt die Messung ja nur in einem umschriebenen, besonders bei Durchblutungsstörungen nicht unbedingt repräsentativen Gebiet, und schließlich wird die Durchblutung selbst von zahlreichen äußeren und inneren Faktoren beeinflußt, deren „Standardisierung" zur Schaffung vergleichbarer Versuchsbedingungen teilweise schwierig ist. Alle Vergleiche von Absolutwerten der Muskel- und Hautdurchblutung müssen unter Grundumsatz- und gleichartigen äußeren Bedingungen (Lufttemperatur, Luftfeuchtigkeit, Windgeschwindigkeit usw.) erfolgen, die Klimakammerbedingungen nahekommen und dementsprechend in der Klinik nicht ohne weiteres realisierbar sind.

Aus den genannten Gründen ergibt sich eine breite Überlappung der bei Gefäßgesunden und Patienten mit Durchblutungsstörungen gemessenen absoluten Durchblutungswerte, und es ist lediglich ein statistischer Vergleich genügend großer Kollektive möglich. Findet man dabei keine signifikante Differenz, bleibt immer die Frage offen, ob nicht doch feinere Unterschiede bestehen, die aus methodischen Gründen nicht erkannt worden sind.

Tabelle 3. *Methoden zum statistischen Vergleich der absoluten Durchblutungsgröße bzw. mit dieser korrelierter Maßzahlen*

1. Venenstauungsplethysmographie.
2. Isotopenverfahren.
3. Wärmeleitmesser (HENSEL) oder Calorimeterpille[1]
   (ASCHOFF und WEVER).

Nicht geeignet:
Oscillographie, Rheographie, lichtelektrische Plethysmographie,
Haut-Thermometrie, Calorimetrie, Wärmeleitsonde, Angiographie.

[1] Die Eignung dieses Verfahrens wurde in der Diskussion teils negativ, teils positiv beurteilt.

2. In der *klinischen Diagnostik* (Tab. 4) handelt es sich um die Frage, ob eine Durchblutungsstörung überhaupt besteht, welche Gebiete sie betrifft, wie schwer sie ist und ob und wo lokalisierte Verschlüsse vorliegen. Nahezu alle diese Fragen lassen sich durch eine eingehende Anamnese und eine gründliche klinische Untersuchung einschließlich einiger Funktionsproben beantworten, und in Zweifelsfällen oder wenn operative Maßnahmen in Betracht kommen, ergibt die Angiographie meist definitive Klarheit. Die Oscillographie und ihre Abarten (Rheographie, lichtelektrische Plethysmographie) bringen häufig nicht mehr Aufschlüsse, als sich bereits aus Anamnese, Inspektion, Palpation und Auskultation der Pulse ergeben haben, abgesehen vielleicht davon, daß durch verfeinerte Ableitetechnik eine genauere Erfassung von Verschlüssen möglich ist, falls hierzu nicht die Angiographie vorgezogen wird. Außerdem ermöglicht die Oscillographie die Ergänzung, Objektivierung und dokumentarische Fixierung palpatorisch erhobener Befunde.

Alle übrigen Verfahren, mit denen die Durchblutungsgröße oder mit ihr korrelierte Maßzahlen bestimmt werden, sind in der Diagnostik nur begrenzt oder gar nicht verwertbar. Die Überlappung der absoluten Meßwerte von Gesunden und Kranken ist zumindest unter Ruhebedingungen so groß, daß sich gerade in Grenzfällen, die diagnostische Schwierigkeiten bereiten können, keine eindeutigen Schlüsse ziehen lassen. Die schweren Fälle mit deutlich pathologischer Durchblutungsgröße lassen sich aber fast immer auch mit den übrigen Methoden diagnostizieren. Eine interessante, aber meines Wissens noch ungeklärte Frage ist, ob sich aus der Rhythmik der Haut- oder Muskeldurchblutung, deren Erfassung mittels der kontinuierlichen Aufzeichnung der Wärmeleitzahl möglich ist, diagnostische Aufschlüsse insbesondere bei funktionellen Durchblutungsstörungen ergeben.

Tabelle 4. *Methoden der klinischen Diagnostik von Durchblutungsstörungen der Extremitäten*

1. Anamnese, Inspektion, Palpation, Auskultation, Blutdruckmessung, Funktionsprüfungen.
2. Angiographie.
3. Oscillographie (Rheographie, lichtelektrische Plethysmographie).

Bedingt oder nicht geeignet:
Haut-Thermometrie, Isotopenmethoden, Calorimetrie, Wärmeleitmesser, Calorimeterpille, Venenstauungsplethysmographie, Wärmeleitsonde.

3. Das dritte Problem, das sich in der Klinik bei pathophysiologischen, insbesondere aber bei klinisch-pharmakologischen Untersuchungen stellt, ist die —

möglichst getrennte — Erfassung von Veränderungen der *Haut- und Muskeldurchblutung im akuten Versuch* (Tab. 5). Die Verfahren der Wahl sind hier für den Muskel die Wärmeleitsonde nach Hensel, für die Haut der Wärmeleitmesser (Hensel) oder die Calorimeterpille[1] (Aschoff und Wever). Diese eine fortlaufende Registrierung erlaubenden Methoden zeigen nicht nur akute Durchblutungsänderungen qualitativ richtig an, sondern gestatten auch in gewissen Grenzen quantitative Aussagen, etwa durch Verwendung der Ruhedurchblutung als Bezugsgröße oder — bei pharmakologischen Untersuchungen — durch Vergleich der Wirkungen der geprüften Substanz mit einer Testsubstanz mit bekannter Wirkungscharakteristik. Ihre ideale Ergänzung finden diese Verfahren in der Venenstauungsplethysmographie, die Angaben über die absolute Größe der Weichteildurchblutung eines bestimmten Extremitätenabschnitts ermöglicht. Auch mit den Isotopenverfahren lassen sich Haut- und Muskeldurchblutung im akuten Versuch getrennt erfassen, jedoch werden schnelle Durchblutungsänderungen nicht oder nur ungenau wiedergegeben, und eine längerdauernde fortlaufende Untersuchung mit Vergleich verschiedener Stoffe innerhalb eines Versuchs ist kaum möglich. Da es sich um die Messung der Resorption eines Isotopen-Depots aus dem Gewebe handelt, gehen außer der Durchblutung noch andere Faktoren in das Ergebnis ein. Ebenso hängen HautTemperatur und Wärmestromdichte (d. h. die mittels Thermometrie und Calorimetrie bestimmten Größen) außer von der Hautdurchblutung von zahlreichen anderen Faktoren ab, so daß sie als Durchblutungsmaß nur sehr bedingt geeignet sind (*15*). Oscillographie, Rheographie, lichtelektrische Plethysmographie und Angiographie sind zur Beurteilung von Durchblutungsänderungen im akuten Versuch nicht brauchbar, obwohl alle diese Verfahren hierzu immer noch verwendet werden.

Tabelle 5. *Methoden zur Durchblutungsmessung an den Extremitäten im akuten Versuch*

1. Wärmeleitsonde (Muskel)
2. Wärmeleitmesser (Haut) } optimale Kombination
3. Venenstauungsplethysmographie
4. Isotopen-Verfahren

Bedingt geeignet:
Calorimeterpille, Calorimetrie, Haut-Thermometrie.

Ungeeignet:
Oscillographie, Rheographie, lichtelektrische Plethysmographie, Angiographie.

4. Grundsätzlich verschieden hiervon ist das methodische Vorgehen zur Beurteilung der *Extremitätendurchblutung im chronischen Versuch*, insbesondere bei der Prüfung therapeutischer Maßnahmen. Der Nachweis, daß eine Substanz im akuten Versuch eine Mehrdurchblutung auslöst, besagt ja allein nichts über ihren therapeutischen Nutzen, obwohl dieser Kurzschluß weit verbreitet ist. Herr Hess wird in seinem anschließenden Referat sicher auf die hämodynamischen und sonstigen Probleme eingehen, die sich bei der Therapie von Durchblutungsstörungen mit vasoaktiven Pharmaka ergeben. Abgesehen davon aber handelt es sich lediglich um eine symptomatische Therapie, und ein entscheidender Fortschritt ist nur durch Maßnahmen zu erwarten, die den pathologischen Gefäß-

---

[1] Vgl. Fußnote Tab. 3.

prozeß beeinflussen. Bei den Arteriitiden sind die Steroide in diesem Sinne wirksam, und bei der Arteriosklerose und der Endangiitis obliterans sind solche Behandlungsmöglichkeiten zwar noch nicht vorhanden, aber prinzipiell durchaus denkbar. Für die Beurteilung therapeutischer Resultate in derartigen ja stets langdauernden Versuchen (Tab. 6) sind die Verfahren zur Durchblutungsmessung aus den schon vorhin genannten Gründen nur begrenzt oder nicht geeignet, nämlich weil sie die Durchblutung nur in einem umschriebenen, nicht immer repräsentativen Gebiet erfassen, weil sie eine teilweise beträchtliche Streuung aufweisen und auch weil die Durchblutung von äußeren und inneren Faktoren beeinflußt wird, deren Konstanthaltung in chronischen Versuchen schwierig ist. Es sind hier also nur statistische Vergleiche anhand sehr großer Kollektive möglich. Besser geeignet sind die klinischen Funktionsproben, z. B. die Bestimmung der Gehstrecke, obwohl auch sie mit großen Fehlermöglichkeiten behaftet sind und allein kein definitives Urteil gestatten. Zu den besten Verfahren gehört hier zweifellos die Angiographie, die aber zu lediglich experimentellen Zwecken nicht allzu häufig wiederholt werden kann. Auch die Oscillographie ist brauchbar, vorausgesetzt allerdings, daß kleinere Amplitudenänderungen nicht als Durchblutungsänderungen interpretiert werden, sondern daß sie nur zu der Feststellung verwendet wird, ob Gefäßverschlüsse neu aufgetreten, unverändert geblieben oder rekanalisiert worden sind. Anderweitige klinische Kriterien, wie z. B. das Auftreten oder die Abheilung von Nekrosen, die Notwendigkeit von Amputationen oder die Letalität, gestatten ebenfalls ein Urteil über die Progredienz oder den Rückgang des Gefäßprozesses, und diese bestimmen ja letzten Endes den Wert einer Therapie überhaupt.

Tabelle 6. *Methoden zur Beurteilung der Extremitätendurchblutung im chronischen Versuch*

    1. Klinische Funktionsproben.
    2. Angiographie.
    3. Oscillographie (Rheographie, lichtelektrische Plethysmographie).
    4. Andere Kriterien:
       Häufigkeit von Nekrosen, von Amputationen, Sterblichkeit
       usw.
Bedingt geeignet:
Venenstauungsplethysmographie, Isotopenmethoden, Wärmeleitmesser, Calorimeterpille.
Ungeeignet:
Wärmeleitsonde, Haut-Thermometrie, Calorimetrie.

Grundlage jeder Prüfung therapeutischer Maßnahmen ist der Vergleich, sei es mit einer unbehandelten Kontrollgruppe, sei es mit einer anderen standardisierten Behandlung. Wie wichtig eine Vergleichsgruppe ist, hat ja Herr HESS (*21*) einmal anhand eines Blindversuches sehr schön gezeigt. Bei Erkrankungen wie der Arteriosklerose und der Endangiitis, die eine langsame, von nicht voraussehbaren Stillständen und gelegentlichen funktionellen Remissionen unterbrochene Progredienz zeigen, ist die Längsschnittbeobachtung des Einzelfalles ("The patient as his own control") unbrauchbar; sie käme nur dann in Betracht, wenn eine Behandlung in der Lage wäre, die morphologischen Gefäßveränderungen rückgängig zu machen. Im allgemeinen ist die simultane Längsschnittbeobachtung von Kollektiven vergleichbarer Patienten, die alternierend der behandelten und der Vergleichsgruppe zugeteilt werden, und die statistische Auswertung nach den oben genannten Kriterien die geeignete Methode. Ich bin mir darüber im klaren, daß die Realisierung dieser Forderung in der klinischen Praxis schwierig, allerdings auch nicht unmöglich ist. Aber nur auf diese Weise können gültige Aussagen über den Wert unserer therapeutischen Maßnahmen gewonnen werden, und andererseits sind die viele Arbeit und Zeit, die täglich noch in Untersuchungen mit ungeeigneter Methodik investiert werden, im Grunde verloren, weil die Resultate doch nicht schlüssig sind.

5. In diesem Zusammenhang ist noch die *Beurteilung des Erfolgs therapeutischer Maßnahmen bei akuten arteriellen Gefäßverschlüssen* durch Embolie oder Thrombose zu erwähnen, ein Problem, das durch die moderne Fibrinolyse-Therapie aktuell ist. Hinsichtlich der Diagnostik ergeben sich hier keine neuen Gesichtspunkte, jedoch kann die Objektivierung einer therapeutisch herbeigeführten Rekanalisierung Schwierigkeiten bereiten. Die Lösung eines im frischen Stadium vorhandenen Spasmus oder eine sich rasch entwickelnde gute Kollateraldurchblutung können eine Rekanalisierung des Thrombus oder Embolus vortäuschen. Am sichersten ist hier die wiederholte Angiographie; auch die mit großer Kritik angewandte Oscillographie, Rheographie oder lichtelektrische Plethysmographie können gelegentlich eine Aussage ermöglichen. Die verschiedenen Verfahren zur Durchblutungsmessung an der Haut sowie die Isotopenmethode und die Venenstauungsplethysmographie gestatten zwar ein Urteil darüber, ob die Durchblutung distal von dem Verschluß besser geworden ist, nicht aber eine Differenzierung, ob dies auf eine Rekanalisierung oder auf eine Zunahme der Kollateraldurchblutung zurückzuführen ist.

Wohl kaum jemand verfügt über eigene praktische Erfahrungen mit *sämtlichen* heute verfügbaren Methoden für die Beurteilung der peripheren Durchblutung beim Menschen, und auch bei mir ist das selbstverständlich nicht der Fall. In die Bewertung der Brauchbarkeit der einzelnen Verfahren für die verschiedenen Problemstellungen der klinischen Forschung gehen daher notwendigerweise subjektive Faktoren ein, und ich bin sicher, daß meine Beurteilung nicht überall ungeteilte Zustimmung findet. Es sollte jedoch lediglich die Grundlage für eine Diskussion gegeben werden, und ich würde mich freuen, wenn Sie mich dort, wo ich geirrt habe, berichtigen würden.

Literatur

1. Aschoff, J.: Hauttemperatur und Hautdurchblutung im Dienst der Temperaturregulation. Klin. Wschr. **36**, 193 (1958).
2. —, u. R. Wever: Fortlaufende Bestimmung des Wärmestroms und der Wärmedurchgangszahl am Menschen mit einfacher Methode. Naturwissenschaften **43**, 261 (1956).
3. Barcroft, H., H. Hensel and A. H. Kitchin: Comparison of plethysmograph and thermo-electric needle records of calf blood flow during intravenous adrenaline infusions. J. Physiol. (Lond.) **127**, 7 P (1955a).
4. —, and H. J. C. Swan: Sympathetic control of human blood vessels. London: Edward Arnold & Co. 1953.
5. Barlow, T. E., A. L. Haigh and D. N. Walder: Dual circulation in skeletal muscle. J. Physiol. (Lond.) **149**, 18 P (1959).
6. Brodie, T. G., and A. E. Russel: On the determination of the rate of blood flow through an organ. J. Physiol. (Lond.) **32**, 47 (1905).
7. Dittmar, H.-A.: Die Methoden der Volumen- und Verschlußplethysmographie. Ärztl. Forsch. **15**, 414 (1961).

8. Eichler, O., F. Linder u. K. Schmeiser: Untersuchungen des peripheren Kreislaufs mit radioaktivem Natrium. Klin. Wschr. **27**, 480—481 (1949).

9. Golenhofen, K., H. Hensel u. G. Hildebrandt: Richtlinien zur Untersuchung der Muskeldurchblutung des Menschen mit der Wärmeleitsonde nach Hensel. Druckschrift der Hartmann & Braun A.G. (Frankfurt/M. **1956**a).

10. —, u. G. Hildebrandt: Das Verfahren der Wärmeleitmessung und seine Bedeutung für die Physiologie des menschlichen Muskelkreislaufs. Arch. Kreisl.-Forsch. **38**, 23 (1962).

11. — — Weiterentwicklung der Wärmeleitsonde zur Messung der menschlichen Muskeldurchblutung. Pflügers Arch. ges. Physiol. **274**, 615 (1962).

12. Hensel, H.: Fortlaufende Wärmeleitfähigkeits- und Durchblutungsmessung im Gewebe mit einer Differential-Kalorimetersonde. Ber. Physiol. **162**, 360 (1954).

13. — Die Messung der Muskeldurchblutung am Menschen. Klin. Wschr. **34**, 1223—1227 (1956).

14. — Fortlaufende Bestimmung der Hautdurchblutung am Menschen mit einem neuen Wärmeleitmesser. Naturwissenschaften **43**, 477 (1956).

15. — Kritische Betrachtungen zur Messung der Hautdurchblutung mit thermischen Methoden. Klin. Wschr. **34**, 1273 (1956).

16. — Meßkopf zur Durchblutungsregistrierung an Oberflächen. Pflügers Arch. ges. Physiol. **268**, 604—606 (1959).

17. —, u. F. Bender: Fortlaufende Bestimmung der Hautdurchblutung am Menschen mit einem elektrischen Wärmeleitmesser. Pflügers Arch. ges. Physiol. **263**, 603—614 (1956).

18. —, u. K. D. Bock: Durchblutung und Wärmeleitfähigkeit des menschlichen Muskels. Pflügers Arch. ges. Physiol. **260**, 361—367 (1955).

19. —, u. J. Ruef: Fortlaufende Registrierung der Muskeldurchblutung am Menschen mit einer Kalorimetersonde. Pflügers Arch. ges. Physiol. **259**, 267—280 (1954).

20. Hess, H.: Eine Methode zur Messung des Bluteinstroms in die Extremitäten. Klin. Wschr. **32**, 175 (1954).

21. — J. Kulin, H. Mittelmeier, L. Schlicht u. B. Stampfl: Die obliterierenden Gefäßerkrankungen. Hrsg.: H. Hess. München-Berlin: Urban & Schwarzenberg 1959.

22. Hewlett, A. W., and J. G. van Zwaluwenburg: The rate of blood flow in the arm. Amer. Heart. J. **1**, 87 (1909).

23. Hildebrandt, A., u. G. Hildebrandt: Oscillographische Praxis. Jungingen: Bosch & Speidel 1958.

24. Hyman, Ch., S. Rosell, A. Rosen, R. R. Sonnenschein and B. Uvnäs: Effects of alterations of total muscular blood flow on local tissue clearance of radio-jodide in the cat. Acta physiol. scand. **46**, 358—374 (1959).

25. Kaindl, F., K. Polzer u. F. Schuhfried: Rheographie, eine Methode zur Beurteilung peripherer Gefäße. (Darmstadt 1958).

26. — — — Rheographie mit Kompression (Druckrheographie). Z. Kreisl.-Forsch. **50**, 565 (1961).

27. Kety, S. S.: Quantitative measurement of regional circulation by the clearance of radioactive sodium. Amer. J. med. Sci. **215**, 352 (1948).

28. — Measurement of regional circulation by the local clearance of radioactive sodium. Amer. Heart. J. **38**, 321—328 (1949).

29. Marx, H., u. W. Schoop: Physikalische Untersuchungsmethoden. In: Ratschow, M.: Angiologie, Pathologie, Klinik und Therapie der peripheren Durchblutungsstörungen, p. 350. Stuttgart: Georg Thieme Verlag 1959.

30. Matthes, K.: Kreislaufuntersuchungen am Menschen mit fortlaufend registrierenden Methoden. Stuttgart: Georg Thieme Verlag 1951.

31. Metz, D.: Zur diagnostischen Anwendung der photoelektrischen Plethysmographie mit reflektiertem Licht. Klin. Wschr. **33**, 838 (1955).

32. Ratschow, M.: Angiologie. Pathologie, Klinik und Therapie der peripheren Durchblutungsstörungen. Stuttgart: Georg Thieme Verlag 1959.

33. Schoop, W.: Vergleichende Messungen von Durchblutungsänderungen der Extremitätenmuskulatur am Menschen mit den Methoden von Hensel (Wärmeleitsonde) und Schroeder (Kapillardruckmessung), Z. ges. exp. Med. **130**, 523—530 (1959).

34. Schroeder, W.: Eine einfache Methode zur fortlaufenden Registrierung von Änderungen der Haut- bzw. Muskeldurchblutung des Menschen und des wachen Hundes (Kapillardruckmessung). Z. ges. exp. Med. **130**, 513—522 (1959).
35. — Besitzt die Skelettmuskulatur eine Kurzschlußdurchblutung? Pflügers Arch. ges. Physiol. **272**, 5 (1960).
36. — Der physiologische Nachweis arteriovenöser Kurzschlüsse in der Skelettmuskulatur. Pflügers Arch. ges. Physiol. **273**, 281—287 (1961).
37. Walder, D. N.: The local clearance of radioactive sodium from muscle in normal subjects and those with peripheral vascular disease. Clin. Sci. **12**, 153—167 (1953).
38. — The relationship between blood flow; capillary surface area and sodium clearance in muscle. Clin. Sci. **14**, 303—325 (1955).
39. Warner, G. F., E. L. Dobson, N. Pace, M. E. Johnston and C. R. Finney: Studies on human peripheral blood flow, the effect of injection volume on the intramuscular radiosodium clearance rate. Circulation 8, 732—734 (1953).
40. Wever, R., u. J. Aschoff: Die Wärmedurchgangszahl als Durchblutungsmaß am Menschen. Pflügers Arch. ges. Physiol. **264**, 272 (1957).

Aus der Medizinischen Poliklinik der Universität München
(Direktor: Prof. Dr. W. Seitz)

Grundlagen der Therapie peripherer Durchblutungsstörungen

Von

Hans Hess

Mit 2 Abbildungen

In einem Symposion über Haut- und Muskeldurchblutung ist es erlaubt, die Besprechung der peripheren Durchblutungsstörungen auf die der Extremitäten zu beschränken. Gestatten Sie mir noch eine weitere Einschränkung auf die klinisch wichtigsten Formen dieser Durchblutungsstörungen, nämlich die obliterierende Arteriosklerose bzw. Endangiitis und das Raynaud-Syndrom.

Solange wir über die Ursachen dieser Krankheiten nicht mehr wissen als heute, ist eine wirksame kausale Therapie nicht möglich. Wir sind von einzelnen, langsam sich abzeichnenden prophylaktischen Möglichkeiten, abgesehen in der Hauptsache auf eine symptomatische Behandlung dieser Durchblutungsstörungen, angewiesen. Eine gut begründete symptomatische Therapie hat die Kenntnis der Pathophysiologie dieser Durchblutungsstörungen zur Voraussetzung. Es ist deshalb zuerst zu ergründen, an welchen Stellen jeweils die Blutströmung gestört ist. Die Blutbahn ist dabei sowohl auf strukturelle als auch auf funktionelle Veränderungen hin zu untersuchen.

Bei der *Endangiitis obliterans* und der *obliterierenden Arteriosklerose* sind die segmentalen Stenosen und Obliterationen, die an jeder Stelle des arteriellen Gefäßbaumes auftreten können, verantwortlich für die Symptome einer Mangeldurchblutung. Der endgültige Verschluß einer Arterie ist meist durch eine Thrombose bedingt. Den durch die Stenosen und Obliterationen erhöhten Strömungswiderstand versucht der Organismus immer durch spontan einsetzende Kompensationsvorgänge, nämlich die Entwicklung eines Kollateralkreislaufes und die Reduzierung funktioneller Widerstände in der Peripherie der betroffenen Strombahn, auszugleichen. Dies gelingt in einem erstaunlichen Ausmaß. 80% aller Patienten mit Verschlüssen von Arterien, die die untere Extremität versorgen, sind in Ruhe voll kompensiert, d. h. der Blutstrom in Haut und Muskulatur ist gegenüber einem Gesunden nicht vermindert. Über Kompensation oder Dekompensation entscheidet neben dem zentralen Blutdruck allein die Güte des Kollateralkreislaufes, der das organische Strombahnhindernis überbrückt. Die Güte eines Kollateralkreislaufes ist am arteriellen Druckgradienten entlang des betroffenen Beines und durch Messung des maximal möglichen Stromvolumens distal der Obliteration quantitativ zu bestimmen. Je besser ein Kollateralkreislauf entwickelt ist, desto geringer der Druckabfall im Verlauf der großen Arterien der Extremität und um so größer das individuell mögliche maximale Stromvolumen.

Die Grenze der Kompensation ist unterschritten, wenn distal der Obliteration der arterielle Druck soweit abfällt, daß auch bei völliger Reduzierung der Widerstände in der Peripherie kein ausreichendes Druckgefälle dorthin mehr besteht. Dabei ist dann der Ruheblutstrom reduziert. Dies macht sich zunächst in einer Blässe der Haut und dann in Ruheschmerzen der Muskulatur bemerkbar. Ein sinnvoller Regulationsmechanismus drosselt in dieser Situation die Hautdurchblutung, um der stoffwechselaktiveren Muskulatur noch möglichst viel Blut zur Verfügung stellen zu können. Dasselbe geschieht auch schon bei ruhekompensierter obliterierender Angiopathie der unteren Extremität, wenn beim Gehen die Muskulatur einen erhöhten Blutbedarf hat und in eine relative Mangeldurchblutung gerät; auch dann wird die Hautdurchblutung zugunsten der Muskeldurchblutung aktiv eingeschränkt. Die Patienten klagen dann über Kälterwerden der Füße beim Gehen. Gegen diesen ,,Altruismus" der Haut ist solange nichts einzuwenden, wie keine trophischen Störungen bestehen. Mit dem Auftreten von Hautdurchblutungsstörungen wird dieser Mechanismus unzweckmäßig, und sein Eintreten muß möglichst ausgeschaltet werden. Spasmen oder auch nur einen gegenüber der Norm erhöhten Tonus der Kollateral- und Muskelarterien gibt es nicht. Das Gegenteil ist der Fall, der Tonus ist in diesen Gefäßen im Bereich einer Obliteration immer gegenüber Gesunden erniedrigt. Sinkt distal von Obliterationen der Gefäßinnendruck unter den Druck der umgebenden Gewebe ab, dann kommt es zu einem druckpassiven Kollaps und damit zu einem Sistieren der Blutströmung in solchen Gefäßen, auch wenn sie keinen aktiven Tonus mehr aufweisen. In einer solchen Situation sind detonisierende Maßnahmen nicht nur zwecklos, sondern verhängnisvoll, weil die Gefahr besteht, daß dabei der zentrale Blutdruck abfällt oder peripher in der Haut arteriovenöse Anastomosen eröffnet werden, was beides zu einem weiteren Absinken des capillären Druckes und damit zu einer Verminderung der nutritiven Durchblutung führt. Durch Tieflagerung der Extremität und damit Erhöhung des lokalen Gefäßinnendruckes um den hydrostatischen Druck kann in vielen Fällen die Entfaltung der kollabierten Gefäße wieder erreicht werden. Hebung des zentralen Druckes ist eine weitere Möglichkeit zur Besserung eines solchen Zustandes. Im Gegensatz zu den Verhältnissen beim Gesunden, bei dem eine Erhöhung des intraarteriellen Druckes mit einer Steigerung des Gefäßtonus und dadurch unter Umständen mit einer Verminderung der Durchblutung beantwortet wird, führt die Anhebung des intravasalen Druckes distal einer Obliteration, der ja immer wesentlich niedriger liegt als ursprünglich, nicht zu einer Verminderung, sondern vielmehr zu einer Steigerung des Blutstroms, vor allem, wenn unter den Versuchsbedingungen der Ruheblutstrom nicht voll kompensiert ist.

Bei den obliterierenden Gefäßerkrankungen sind nach unseren heutigen pathophysiologischen Erkenntnissen allein die organischen Strombahnhindernisse verantwortlich für die Mangeldurchblutung einer Extremität. Das therapeutische Ziel muß es deshalb sein, bestehende Strömungshindernisse zu verringern bzw. zu beseitigen und der Entstehung von neuen Strombahnhindernissen vorzubeugen. Dazu gibt es heute folgende Möglichkeiten:

1. Förderung der Kollateralkreislaufentwicklung:

beim akuten Verschluß:

a) Sorge für ausreichend hohen Druck distal der Obliteration durch Hebung eines (zu niedrigen) zentralen Druckes und Tieflagerung der betroffenen Extremität;

b) das obliterierte Segment so kurz wie möglich halten und den Verschluß wichtiger Kollateralen durch fortschreitende Thrombose vermeiden, was am besten durch eine sofort einsetzende Heparinbehandlung geschieht;

c) Versuch einer medikamentösen Thrombolyse durch Humanfibrinolysin bzw. Streptokinase. Wenn eine vollständige Lyse eines arteriellen Thrombus auch nur in seltenen Fällen zu erwarten sein dürfte, so kann doch durch eine teilweise Lyse mit Verkürzung des obliterierten Segments und Freiwerden wichtiger Kollateralen schon sehr viel genützt sein;

beim chronischen Verschluß:

d) funktionelle und strukturelle Weitung der Kollateralen durch Provokation eines möglichst lang und möglichst stark gesteigerten Blutstroms durch die Kollateralen. Erhöhtes Stromzeitvolumen bzw. erhöhte Strömungsgeschwindigkeit des Blutes in einer Arterie ist offenbar der physiologische Reiz zu deren Weitung. Die oft excessive Erweiterung einer Arterie vor einer arteriovenösen Fistel ist das eindrucksvollste Beispiel dafür. Wie die Gefäße diesen erhöhten Blutstrom perzepieren können ist noch nicht geklärt, daß er die Gefäße weitet, ist eine klinisch gut belegte Tatsache.

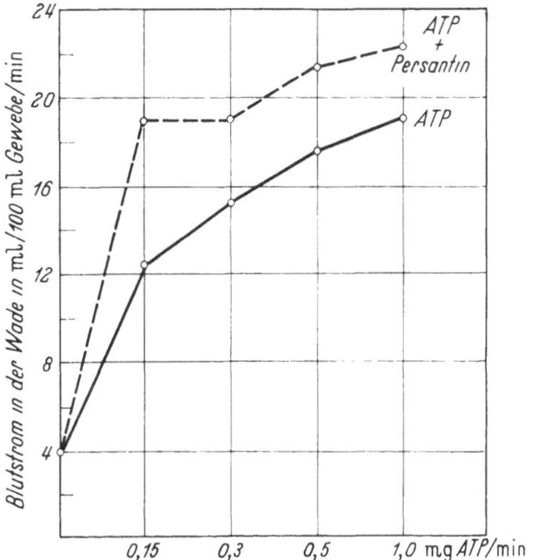

Abb. 1. Der Effekt intrafemoraler Infusionen von Adenosintriphosphorsäure (ATP) in Abhängigkeit von der Dosierung und in Kombination mit einer intravenösen Injektion von 0,02 g Persantin

Maßnahmen zur wirksamen Steigerung des Blutstroms durch die Kollateralen: Bei jeder Muskelarbeit steigert auch der Patient mit arteriellen Obliterationen an den Extremitäten sofort die lokale Durchblutung, solange noch reduzierfähige Widerstände in diesem Bereich vorhanden sind. Spazierengehen ist deshalb eine ausgezeichnete Maßnahme zur Steigerung des Blutstroms durch die Kollateralen bei Verschlüssen größerer Beinarterien. Bei den Rollübungen RATSCHOWS wird zunächst eine lokale Mangeldurchblutung in Haut und Muskulatur der entsprechenden Extremität provoziert und anschließend kommt es in diesen Geweben zu einer reaktiven Hyperämie.

Durch intraarterielle Infusion geeigneter Substanzen ist ebenfalls eine gezielte Hyperämie in den Extremitäten zu erreichen. Geeignet sind nach unseren Untersuchungen vor allem Adenylverbindungen und das neuerdings zur Verfügung stehende Bradykinin. Interessant ist, daß der Koronardilatator Persantin die Wirkung von intraarteriell gegebener ATP auch in den Extremitäten ganz erheblich steigert, d. h. in der Kombination erreicht man bereits mit 0,15 mg ATP denselben maximalen Effekt wie mit 1,0 mg ohne gleichzeitige intravenöse Gabe von Persantin (Abb. 1).

Durch systemische Anwendung von Vasodilatantien erreicht man im Versorgungsgebiet obliterierter Extremitätenarterien nur in den wenigsten Fällen eine unbedeutende Steigerung des Blutstroms, in der Mehrzahl der Fälle keine Veränderung oder sogar eine Verminderung desselben infolge Abfall des zentralen Blutdrucks und Verteilung des zur Verfügung stehenden Blutes zu Ungunsten der durchblutungsgestörten Gebiete, die bei allgemeiner Vasodilatation die Strömungswiderstände nicht im selben Ausmaße reduzieren können wie die gesunden Gefäße.

Mit Substanzen, die bevorzugt die Koronarien erweitern, ist auch bei systemischer Anwendung eine ins Gewicht fallende Steigerung des Blutstroms durch die Koronararterien möglich.

Im Anschluß an die intraarterielle Insufflation gasförmigen Sauerstoffs kommt es zu einer mäßigen 30—50 min anhaltenden Hyperämie im Versorgungsgebiet der insufflierten Arterie. Die Hyperämie ist an Gasblasen im Gefäßbaum gebunden und geht zurück mit dem Verschwinden der letzten Gasblasen.

Der Erfolg des aktiven und passiven Gefäßtrainings ist nicht nur klinisch, sondern auch experimentell erweisbar. Die Frage, ob eine medikamentös provozierte Hyperämie im Sinne eines passiven Trainings wirkt und die Kollateralkreislaufentwicklung fördert, ist allerdings deshalb meist schwer zu entscheiden, weil ein gleichzeitig aktives Training kaum je ganz ausgeschaltet werden kann, und bei akuten Verschlüssen, wenn diese überhaupt zur Kompensation kommen, sich auch in Bettruhe ein Kollateralkreislauf entwickelt. In einem eigenen Fall, bei dem nach akutem Arterienverschluß durch eine monatelange Bettruhe die Kollateralkreislaufentfaltung nicht optimal war, konnte unter andauernder Bettruhe allein durch intraarterielle ATP-Infusionen eine Normalisierung der vorher verminderten Ruhedurchblutung und eine deutliche Steigerung der Fähigkeit zu reaktiver Hyperämie erreicht werden. Im Tierversuch hat jüngst Vineberg durch laufende Persantinmedikation eine Förderung der Kollateralkreislaufentwicklung an den Koronarien nachweisen können.

2. Beseitigung der Strombahnhindernisse:

a) medikamentöse (partielle) Thrombolyse hat nur in ganz akuten Fällen innerhalb der ersten 20 min nach einem arteriellen Verschluß eine gewisse Aussicht auf Erfolg. Vollständige Beseitigung des Strombahnhindernisses in Arterien bis jetzt nur selten gelungen;

b) operative Wiederherstellung der Strombahn an weitlumigen Arterien hat beste Erfolgsaussicht. Je enger das Lumen einer Arterie und je schlechter die Strombedingung distal, desto ungünstiger die Prognose. Die Beseitigung aller Strombahnhindernisse normalisiert die Durchblutung vollständig, teilweise Beseitigung der Strombahnhindernisse kann zu entscheidenden Besserungen führen. Dabei ist zu beachten, daß das jeweils proximalste Hindernis zuerst beseitigt wird.

3. Verhütung neuer Verschlüsse:

Antikoagulantien — Dauertherapie kann nach statistischen Beobachtungen das Auftreten neuer Verschlüsse an den Koronarien reduzieren. Da auch die Verschlüsse von Extremitätenarterien zum allergrößten Teil letztlich thrombotische Verschlüsse sind, ist hier ebenfalls ein prophylaktischer Effekt zu erwarten. Eine Reihe neuerer Arbeiten und eine größere noch nicht abgeschlossene eigene Untersuchung an einem ausreichend großen Krankengut behandelter und unbehandelter Gefäßkranker scheint dies zu bestätigen. Eine vollständige Verhütung neuer

Verschlüsse ist allerdings auch mit dieser Behandlung, die zudem in der Durchführung nicht leicht ist, nicht möglich.

Die Verteilung des zu geringen Blutangebotes erfolgt durch einen an sich sinnvollen Regulationsmechanismus zu Gunsten der Muskulatur. Dies kann zu Durchblutungsstörungen der Haut führen. In solchen Fällen ist eine therapeutische Korrektur der Blutverteilung zu Gunsten der Haut anzustreben. Dazu ist bei Patienten mit peripheren Verschlüssen (Unterschenkelarterien, Femoralarterie) die lumbale Sympathektomie die wirksamste Maßnahme. Bei Beckenverschlüssen, vor allem mit Ruhedekompensation, ist die Sympathektomie kontraindiziert, weil die Gefahr eines Absinkens des capillaren Druckes unter den Gewebsdruck (15 mm Hg) und damit das Risiko einer Gangrän besteht. In diesen Fällen ist, wenn eine operative Verminderung der Strombahnhindernisse nicht möglich ist, die Bettruhe mit Tieflagerung der Extremität die einzige Möglichkeit, die Durchblutung der Haut noch relativ günstig zu gestalten.

Das Raynaud-Syndrom ist anscheinend allein eine Durchblutungsstörung der Finger und Zehen. Man hat lange Zeit geglaubt, daß es sich dabei um eine rein funktionelle Durchblutungsstörung handle. Angiographische Untersuchungen der letzten Jahrzehnte haben jedoch gezeigt, daß auch außerhalb der Anfälle die Arterien der Finger und Zehen eine auffallend enge Lichtung haben, was LEB und VOGLER als „Spitzendrüse" bezeichneten. Die Diskussion darüber, ob der Raynaud eine primäre Gefäßerkrankung ist (HYDMAN und WOLKIN), oder ob diese sich erst sekundär entwickelt, ist noch nicht abgeschlossen. In eigenen im letzten Jahr konsequent bei allen Patienten mit Raynaud-Symptomen durchgeführten Angiogrammen fanden sich ohne Ausnahme Engstellung und Verschlüsse einzelner Finger- und Zehenarterien. Die Angiogramme wurden alle in Vollnarkose im anfallsfreien Stadium gemacht. Jeder Patient hatte während der Angiographie eine normale Hautfarbe und Hautwärme der betreffenden Hand bzw. des Fußes. Erst weitere angiographische Untersuchungen müssen zeigen, ob es Raynaud-Symptome ohne organische Gefäßveränderungen gibt (Abb. 2).

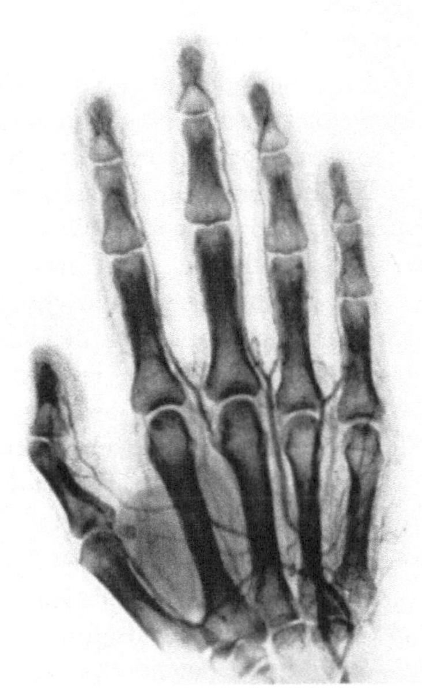

Abb. 2. Bild aus einem Serienarteriogramm der rechten Hand einer 35jähr. Frau mit Raynaud-Anfällen. Das Arteriogramm wurde im Hyperämiestadium der Hand gemacht. Die Digitalarterien sind z. T. auffallend eng, zum Teil segmental obliteriert

In allen Fällen, in denen Einengungen oder Verschlüsse von Digitalarterien vorliegen und gleichzeitig die Hautdurchblutung normal ist, kann der erhöhte Strömungswiderstand in den Fingerarterien nur kompensiert sein durch eine entsprechende Verminderung der Widerstände im Bereich der Arteriolen distal davon. Nur durch einen gegenüber der Norm verminderten Tonus im Endstrombahnbereich der Finger sind Raynaudkranke mit organischen Einengungen der Fingerarterien kompensiert. Nimmt der Tonus zu, dann wird der Strömungswiderstand sehr bald so hoch, daß die Blutströmung sistiert und die bekannte Asphyxie und nachfolgende Zyanose entsteht. Es bedarf dabei nicht der Annahme einer gesteigerten nervalen Kälteempfindlichkeit. Die Hautgefäße reagieren physiologischerweise auf Abnehmen der Außentemperatur mit einer Erhöhung des arteriellen Wandtonus, die bei einer lokalen Temperatur von 14° C am stärksten ist und bei Temperaturen darunter wieder abnimmt. Diese ganz physiologische Reaktion der Hautgefäße auf Kälteeinwirkung führt bei Gesunden zu keiner Durchblutungsnot der Finger, bei Patienten mit organischen Einengungen der Digitalarterien kann dagegen eine Erhöhung des peripheren Strömungswiderstandes gleichen Ausmaßes die Blutströmung zum Sistieren bringen.

Auch die Befunde von SCHOOP, wonach die Vasomotionen im postarteriolären Bereich bei Morbus Raynaud aufgehoben sind, lassen sich mit dem kompensatorischen Tonusverlust dieser Gefäße erklären.

Unter dieser Sicht liegen dann beim Morbus Raynaud keine prinzipiell anderen pathophysiologischen Gegebenheiten vor, wie bei der obliterierenden Endangiitis und Arteriosklerose. Der Unterschied liegt lediglich in der Lokalisation der strukturellen Hindernisse in der Strombahn. Die Krankheit als solche unterscheidet sich allerdings ganz wesentlich von der Endangiitis obliterans und Arteriosklerose, was allein schon durch den unterschiedlichen Befall der Geschlechter und das fehlende Fortschreiten des organischen Gefäßprozesses beim Raynaud über die Fingerarterien hinaus nach proximal offensichtlich wird.

Unsere therapeutischen Bemühungen müssen beim Raynaud-Syndrom darauf abzielen, die kompensierende Dilatation der Endstrombahn zu erhalten und vasoconstrictorische Reize zu vermeiden.

Der wichtigste vasoconstrictorische Reiz ist die Kälte, die in diesem Fall schon bei 14° C und darüber beginnt, vor allem, wenn die Hände — was vielfach der Fall ist — auch noch feucht sind. Vermeidung jeglichen Kältereizes von außen (Handschuhe, Muff, Handofen) und innen (kühle Getränke, Eis in größeren Mengen) ist die beste Prophylaxe.

Die pharmakologische Dämpfung bzw. Blockierung des Sympathicus hat nach unserer Erfahrung keine überzeugende Wirkung über ausreichend lange Zeit. In schweren Fällen ist die Sympathektomie nicht zu vermeiden. Leider kommt vor allem an den Arterien der Arme sehr bald danach der Sympathikotonus mehr oder weniger wieder.

Zusammenfassung

Bei der Endangiitis obliterans und der obliterierenden Arteriosklerose sind allein die organischen Strombahnhindernisse verantwortlich für die Mangeldurchblutung. Der Organismus reagiert sofort zweckmäßig auf das Eintreten einer arteriellen Obliteration mit kompensierender Vasodilatation peripher des Verschlusses und mit spontaner Entwicklung eines Kollateralkreislaufes.

Zur Förderung der Kollateralkreislaufentwicklung ist beim akuten Verschluß wichtig:

1. Sorge für ausreichend hohen Druck distal der Obliteration durch Hebung des zentralen Druckes und Tieflagerung der Extremität;

2. Versuch einer medikamentösen Thrombolyse, wenn chirurgische Beseitigung des Strombahnhindernisses nicht möglich ist;

3. im Anschluß an die medikamentöse Thrombolyse bzw., wenn eine solche nicht durchgeführt wird, sofort Heparintherapie zur Vermeidung fortschreitender Thrombose;

4. bei länger zurückliegendem Verschluß kann eine strukturelle Weitung der Kollateralen durch aktives und passives Gefäßtraining bewirkt werden.

Eine Beseitigung der Strombahnhindernisse ist an großen Arterien durch gefäßplastische Eingriffe möglich.

Eine wirksame Prophylaxe neuer Verschlüsse kann durch Antikoagulantien-Dauertherapie betrieben werden.

Auch beim Morbus Raynaud sind strukturelle Einengungen der Strombahn (im Bereich der Digitalarterien) die Grundlage der Mangeldurchblutung. Die Endstrombahn ist in diesen Fällen im Stadium der Kompensation nicht eng, sondern weit gestellt. Zur Erklärung der Anfälle muß keine pathologische Konstriktion der Gefäßpheripherie angenommen werden.

Literatur

Hess, H.: Die obliterierenden Gefäßerkrankungen. München: Urban & Schwarzenberg 1959.
— Therapie des akuten Arterienverschlusses an den Extremitäten. Tägl. Prax. **3**, 477 (1962).
Hydman, R., u. J. Wolkin: Amer. Heart J. **23**, 535 (1942); zitiert nach M. Ratschow: Angiologie. Stuttgart: Georg Thieme Verlag 1959.
Leb, A.: Die Röntgendiagnostik peripherer Durchblutungsstörungen bei rheumatischen Erkrankungen. Z. Rheumaforsch. **14**, 65 (1955).
Ratschow, M.: Angiologie. Stuttgart: Georg Thieme-Verlag 1959.
Schoop, W., u. H. Marx: Studien zur Regulation der spontanen Capillardruckschwankungen. Z. ges. exp. Med. **126**, 425 (1956).
Vogler, E.: Angiographische Beiträge zur Entstehung von Gefäßerkrankungen und Durchblutungsstörungen unter besonderer Berücksichtigung der terminalen Strombahn. Fortschr. Röntgenstr. **81**. 479 (1954).

Aus der Chirurgischen Klinik der Universität München
(Direktor: Prof. Dr. R. Zenker)

Chirurgische Beobachtungen zum Verhalten der Stammarterie und ihrer Durchströmung bei Störungen der Wand und Durchgängigkeit

Von

Leo Schlicht

Mit 8 Abbildungen

Die Beobachtungen an der gestörten Stammarterie, vorwiegend des weiten Rohres zwischen Bauchaorta und A. poplitea, werden unterteilt nach Untersuchungen bei degenerativ bedingter Obliteration, traumatischer arteriovenöser Fistel, bei Elongation und Gefäßplastik.

A. Obliteration

Bei den Verschlüssen wurden die Druckwerte untersucht, die peripher des Hindernisses bestehen.

Bei der Untersuchung von Amputationspräparaten hatten wir häufig gesehen (*1*), daß trotz Gangrän und Nekrose des Fußes die großen Unterschenkelarterien offen waren. Es mußten also die weiter zentral gelegenen Verschlüsse bewirkt haben, daß das Blut in diesen peripheren Bahnen nicht mehr ausreichend fließen konnte.

Zunächst wurden bei Aorto- und Arteriographien die Höhe und der Ablauf der Blutdruckkurve beobachtet (*2*). An auffälliger Veränderung ergab sich bei der Messung an 89 Patienten, daß unmittelbar oberhalb der Obliteration eine verstärkte Reflexionswelle im descendierenden Teil der Druckkurve besteht. An der Aorta ist dieser Befund ausgeprägter als bei schmalen Arterien, z. B. der A. femoralis. Diese Reflexionswelle ist an der ungestörten Aorta abdominalis mit peripher frei durchgängiger Stammbahn reproduzierbar, indem die A. femoralis beidseits über dem horizontalen Schambeinast abgedrückt wird (Abb. 1).

Während der operativen Korrektur von Obliterationen wurden direkte arterielle Druckmessungen bei über 60 Patienten unter verschiedenartigen Bedingungen angestellt. Wie bekannt, fand sich peripher einer Obliteration stets eine erheblich verringerte Druckhöhe. Bei multiplen Verschlüssen im Becken und am Oberschenkel zeigten sich an der A. poplitea Werte, die dem kritischen Gewebsdruck angenähert waren. Damit ist zwanglos verständlich, daß es trotz offener Unterschenkelarterien zu Nekrose und Gangrän des Fußes kommen kann, wenn weiter zentral ausgedehnte Verschlüsse bestehen: Der Betriebsdruck reicht

peripher nicht mehr aus, um den kritischen Gewebsdruck zu überwinden; es tritt
ein funktioneller Verschluß ein.

Um peripher eines Verschlusses die Abhängigkeit des noch bestehenden Druck-
wertes festzustellen, kann man intraoperativ die Zufluß- und Abflußbahnen
variiert abklemmen. Unabhängig von der Lokalisation des Verschlusses findet sich,
daß mit Verkleinerung des Abstromgebietes der Druck ansteigt bzw. bei Verrin-
gerung der Zustrombahnen abfällt (*3, 4*).

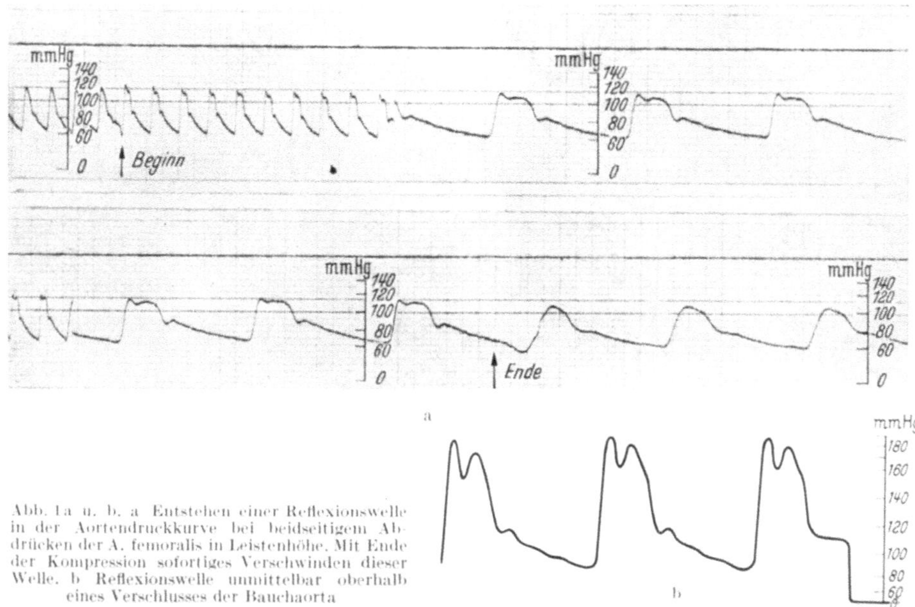

Abb. 1a u. b. a Entstehen einer Reflexionswelle in der Aortendruckkurve bei beidseitigem Ab-drücken der A. femoralis in Leistenhöhe. Mit Ende der Kompression sofortiges Verschwinden dieser Welle. b Reflexionswelle unmittelbar oberhalb eines Verschlusses der Bauchaorta

Dieser einfache physikalische Befund ist von erheblicher therapeutischer
Bedeutung:

Es ist daraus die erforderliche Amputationshöhe bei arterieller Durchblutungsstörung abzuleiten. Sie ist dann erreicht, sobald das Abstromgebiet derart
verkleinert ist, daß das Druckgefälle bzw. der arterielle Zustrom für die Wund-
heilung ausreichen. Deshalb besteht bei frei durchgängigen Beckenarterien eine
gute Chance, bereits mit der Unterschenkelamputation auszukommen, falls Obliterationen der Femoralarterie oder weiter peripher liegender Arterien zur Amputation zwingen. Sind dagegen die Beckenarterien verschlossen, wird die ge-
bräuchliche Amputation am Oberschenkel selten zu umgehen sein.

Auch für die Gefäßplastik ist daraus Wesentliches zu entnehmen. Wie die
Druckmessungen zeigen, besteht bei gleichzeitigem Verschluß der Ilical- und
Femoralarterie eine zweimalige Reduzierung der Druckhöhe; mit der Zahl der
kollateral umflossenen Strecken fällt der Druck progressiv. Wird die zentral
gelegene Obliteration operativ beseitigt, muß daher das Druckgefälle peri-
pher der distal gelegenen Verschlüsse zwangsläufig ansteigen. Folglich wird die
Blutzufuhr zum Fuß auch dann gesteigert, wenn bei gleichzeitigem Becken- und
Oberschenkel-Verschluß nur die Obliteration der Ilicalarterie durch eine Gefäß-

plastik beseitigt wird. DeBakey (5) hat auf Grund klinischer Erfahrung als erster darauf hingewiesen (Abb. 2).

Insgesamt folgt aus diesen Beobachtungen, daß eine Obliteration der Stamm-arterie im Verhalten der peripheren Druckwerte qualitativ monotone Befunde zeigt; es sind im Prinzip einfache physikalische Abhängigkeiten.

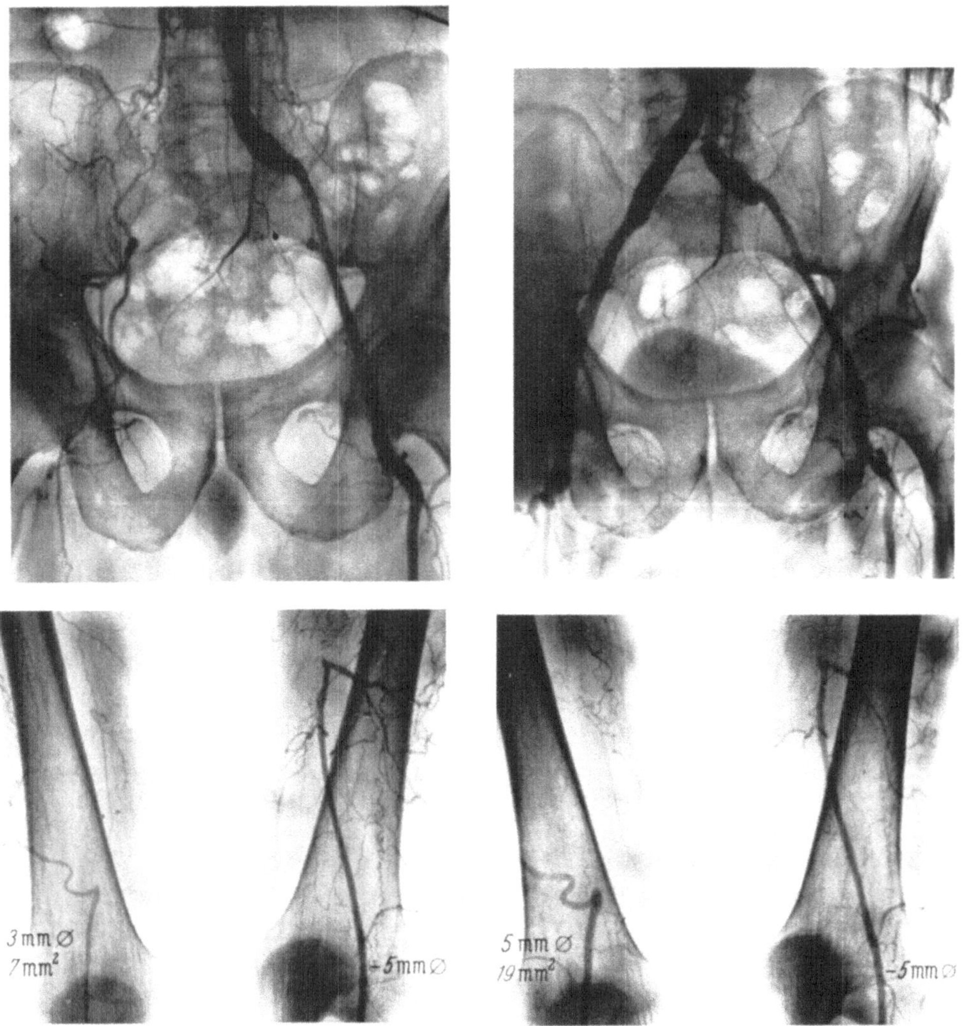

Abb. 2. Steigerung der Blutversorgung des Unterschenkels bei Verschluß der A. ilica communis und externa wie der A. femoralis durch Beseitigung des zentral gelegenen Verschlusses. Die Zunahme der Blutzufuhr zeigt sich im Angiogramm durch die Aufweitung der A. poplitea. Sie bestätigte sich auch durch alsbaldige Abheilung einer tiefen Ulceration am Fuß

Auch die strukturelle Beobachtung der Verschlüsse ergibt bei lokaler Variation gleichförmige Befunde. Die mehr oder weniger langstreckige Obliteration ist von Kollateralbahnen umgeben, die sich aus proximal und distal gelegenen Ästen der Stammarterie zusammensetzen. Eindrucksvoll ist, wie der Blutstrom je nach dem entstandenen Druckgefälle manchmal bizarr erscheinende Wege nimmt, um nach

peripher zu gelangen. Beim Aortenverschluß kann folgender Umweg bestehen:
Aorta – A. mesenterica sup. – Riolansche Anastomose – A. mesenterica inf. –
Plexus haemorrhoidalis – A. ilica int. – A. ilica ext. An der Kollateralisation eines
isolierten Verschlusses der A. axillaris können beteiligt sein: A. subclavia – A.
mammaria int. – Aa. intercostales – A. subscapularis und A. thoracalis lat. –
A. brachialis (Abb. 3).

Eine oft besprochene Frage ist, was die Ursache der Aufweitung solcher einmal
in Gang gekommener Kollateralbahnen ist. Ausgehend von den angeführten

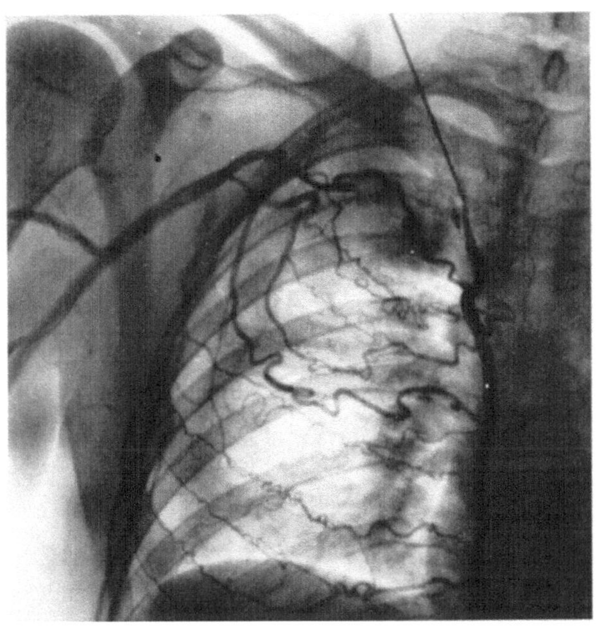

Abb. 3. Vielfach gewundener Kollateralweg bei isoliertem Verschluß der A. axillaris. Der Blutstrom verläuft von
der A. mammaria int. kommend über zahlreiche Intercostalarterien zur äußeren Thoraxwand und fließt von dort
retrograd hoch zum Arm (Arteriographie: Dr. POHLMEYER). Der Blutstrom durchfließt diese kollateralen Rohr-
verbindungen mit physikalischer Zwangsläufigkeit, sobald ein Druckgefälle in dieser Richtung entstanden ist

physikalischen Befunden haben wir uns bemüht, an einem einfachen Modell zu
bestimmen, wie sich der Wanddruck in der interarteriellen Verbindung zwischen
zentralem und peripherem kollateralen Ast verhält. Wir vermuteten als Grundlage
einfache physikalische Zusammenhänge, da wir bei postoperativen Röntgen-
kontrollen von über 200 arteriellen Gefäßplastiken sahen, daß die physikalische
Maßnahme der chirurgischen Regulierung stets von alsbaldiger Verkleinerung
bzw. Normalisierung der ehemaligen Kollateraläste gefolgt war.

Auf die Herstellung eines hydraulischen Modells mit elastischer Rohrwand
wurde verzichtet, da ein Anstieg des Wanddruckes im starren Rohr einer Aufweitung des elastischen Rohres gleichzusetzen ist; auch ist die Beobachtung
methodisch einfacher.

Bei dem Versuch (10) fand sich, daß der statische Wanddruck mit dem Augen-
blick einer kollateralen Durchströmung in der interarteriellen Verbindung ansteigt.
Ist ein Rohr elastisch, muß es dadurch aufgedehnt werden. Es ergibt sich somit,

daß die hydraulische Ursache für die Weitung einer interarteriellen Verbindung in der Zunahme des statischen Wanddruckes besteht, die mit dem kollateralen Durchfluß eintritt. Mit dieser Feststellung ist die bekannte, allgemeine Beschreibung näher bestimmt, daß das erhöhte Stromvolumen Ursache der Aufweitung ist. Die Aufdehnung ist dann beendet, wenn in der Fülle der regulatorischen Faktoren, die bei der Durchströmung wirksam sind, sich das Gleichgewicht wieder eingestellt hat.

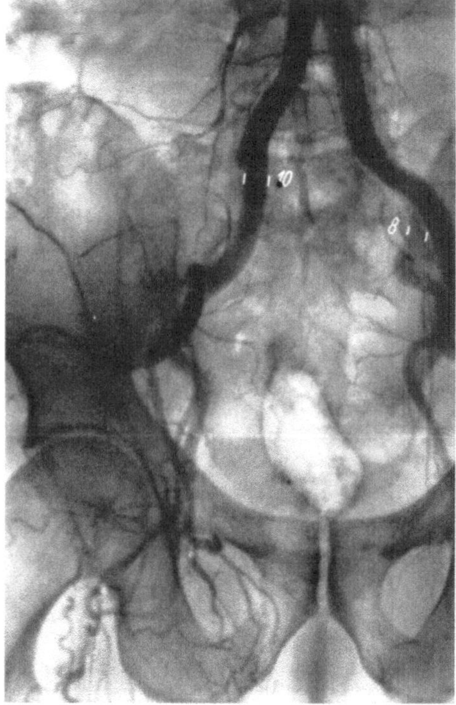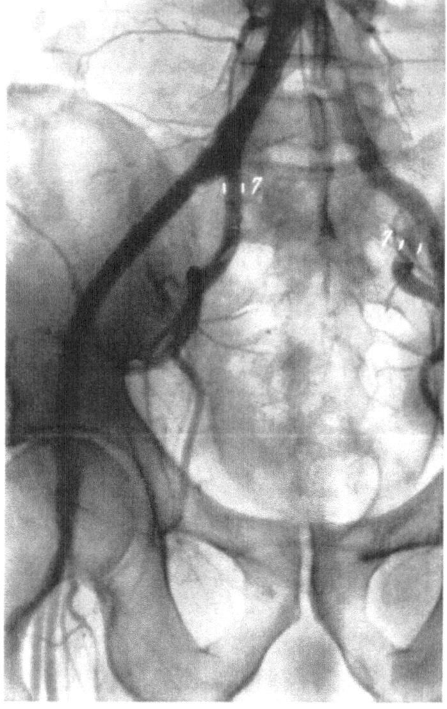

Abb. 4 a u. b. Völliges Verschwinden der Aufweitung einer kollateral durchströmten A. ilica int. nach Wiederherstellen der A. ilica ext. durch ein Gefäßtransplantat; der Durchmesser ist nun beiderseits gleich. a praoperatives, b postoperatives Angiogramm

Wird die kollaterale Strömung durch eine Gefäßplastik ausgeschaltet, muß die Verschmälerung der anteiligen Rohrstrecken auf die ursprüngliche Weite gleichfalls mit physikalischer Zwangsläufigkeit eintreten, wenn die Elastizität noch voll erhalten ist (Abb. 4).

Die Kollateralbahn zeigt häufig an zwei Stellen eine umschriebene Erweiterung. Einmal am proximalen Ast unmittelbar im Anschluß an seinen Abgang aus der Stammarterie, deren Wandverdickung oft den intramuralen Verlauf des Astes erheblich einengt. Weiterhin findet sich in der Stammarterie eine solche Erweiterung im Bereich der Einmündung des peripheren Kollateralastes. Da beide Male im Prinzip ein plötzlicher Übergang von einem schmalen zu einem weiten Rohrraum besteht, kann der Strömungsvorgang hydraulisch der Energieumsetzung in einem Rohr bei plötzlichem Querschnittswechsel gleichgesetzt werden. In einer starren Röhre kommt es in diesem Bereich zur Verzerrung des Stromfadens oder

zur Strahlablösung. Bei einem genügend elastischen Rohr muß diese Energieumsetzung eine entsprechend umschriebene Dehnung der Wand veranlassen
(sog. poststenotische Dilatation).

B. Traumatische a. v. Fistel

Die Veränderungen bei einer traumatischen arterio-venösen Fistel zeigen gleichfalls physikalische Zusammenhänge; sie erlauben besonders einen Einblick in das
elastische Verhalten arterieller und venöser Stammrohre. Zum Unterschied von
den degenerativen Obliterationen besteht bei diesen a. v. Fisteln zunächst eine
ungestörte Elastizität der betroffenen Gefäße; es handelt sich im allgemeinen um
Individuen jüngerer Lebensjahrzehnte.

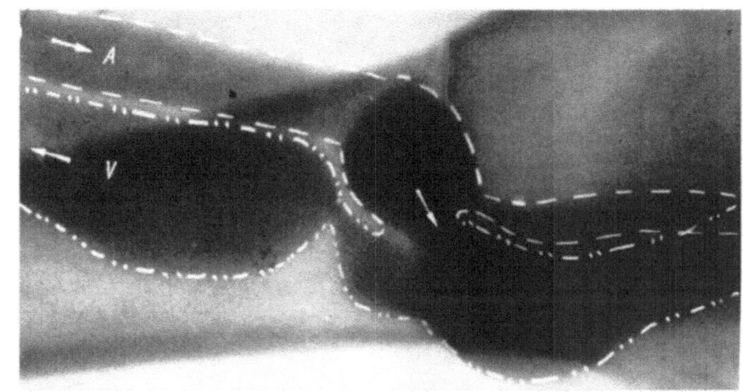

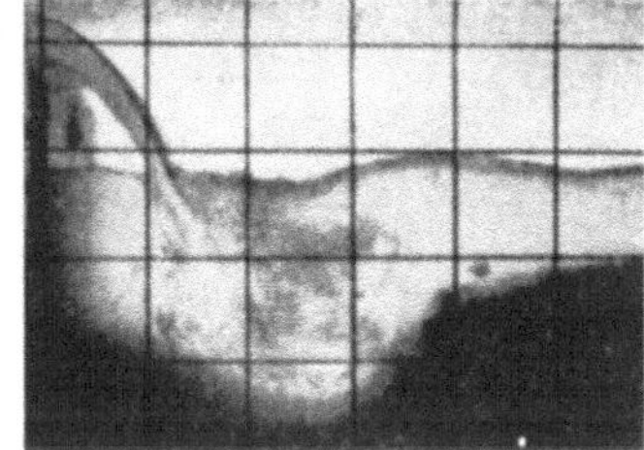

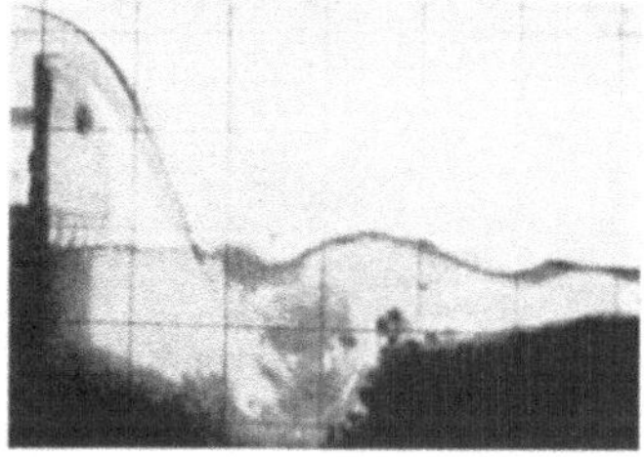

Abb. 5a u. b. Ausbuchtung der Vene unter dem einstürzenden arteriellen Strahl bei a. v. Fistel; Verkolkung des
Absturzbeckens bei einem Flußwehr durch den Überfallstrahl. Analoge hydraulische Bedingungen führen zu
analogen Erscheinungen. a Angiogramm einer traumatischen a. v. Fistel an den Poplitealgefäßen.
b Überfallstrahl und Verkolkung im Versuchswehr; aus P. NEMÉNYI (6)

Im zuführenden arteriellen Schenkel ist das Stromvolumen stark vermehrt; der
abführende arterielle Schenkel steht im Nebenschluß, da der Hauptteil des
Stromes durch die Fistelöffnung in die Vene hineinstürzt. Die venöse Strömung,
die von peripher zur Fistel zieht, trifft auf diesen gegenläufig einschießenden
Zufluß. Da dessen Energie größer ist, kommt es peripher zur venösen Abfluß-
störung. Im zentral gerichteten Schenkel der Vene wirkt sich die abnorme Druck-
belastung entschieden geringer aus, da das erhöhte Stromvolumen orthograd
fließt und auf ein Rohr mit zunehmendem Querschnitt trifft. Durch die Energie
der hineinstürzenden arteriellen Strömung wird das venöse Rohr gegenüber der
Fistelöffnung umgeformt. Es entsteht dort eine Ausbuchtung wie am Absturz-
boden eines Flußwehres; dieselben hydraulischen Energieumsetzungen sind hier
wirksam (Abb. 5).

Für die Ausweitung des zuführenden arteriellen Schenkels ist ebenfalls festzustellen, daß ein hydraulischer Vorgang den Boden für die biologischen Reaktionen abgibt, die zu diesem strukturellen Umbau führen. Die Untersuchung am Modell konzentrierte sich dabei auf die Frage, wie sich ein elastisches Rohr verhält, sobald seine Durchströmung nicht über eine Beschleunigung des rhythmischen Druckstoßes gesteigert wird, sondern durch Erhöhung des Pulsvolumens bei gleichzeitiger Vergrößerung der Amplitude des Druckstoßes (*10*). Es zeigt sich, daß

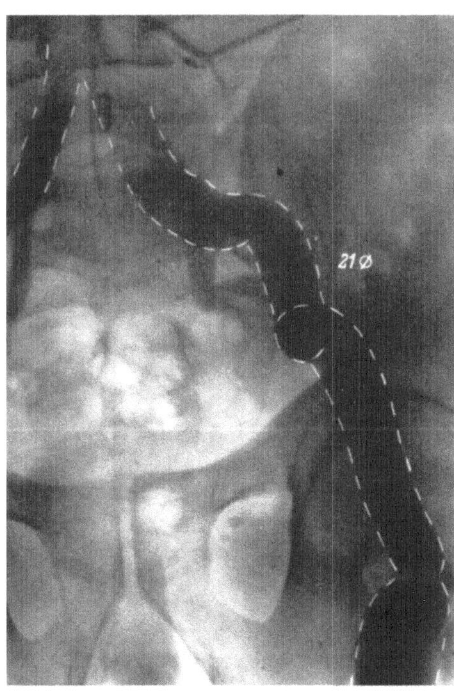

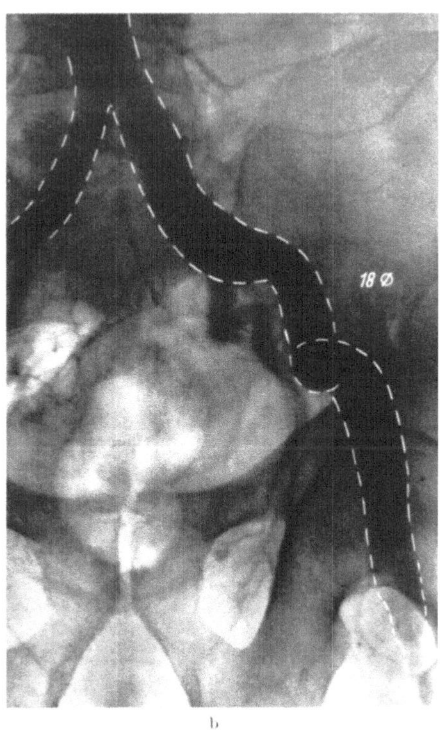

Abb. 6a u. b. Weite der Ilicalarterie vor und nach Beseitigung einer 15 Jahre alten traumatischen Fistel der linken A. und V. femoralis durch Gefäßplastik. a Präoperativer, b postoperativer Zustand. Entsprechend einer nur noch restlich vorhandenen Elastizität ist die linke Ilicalarterie trotz Normalisierung von Amplitude und Stromvolumen erheblich erweitert geblieben. Der Durchmesser der A. ilica ext. hat sich von 21 auf 18 mm verringert; rechts Durchmesser an gleicher Stelle 9 mm

das elastische Rohr hierbei weiter gestellt ist als bei dem vorausgehenden, geringeren Pulsvolumen mit kleinerer Amplitude; die Wandbelastung hat zugenommen.

Aus den Angiogrammen nach Fistelbeseitigung ist dieses Ergebnis auch vice versa abzuleiten, da die Ausweitung wieder verschwindet. Ein unvollständiger Rückgang entspricht einer irreversiblen Schädigung der elastischen Strukturen (Abb. 6).

C. Elongation

Die allgemeine Wandveränderung der Stammarterie bedingt im Laufe der ansteigenden Lebensjahrzehnte eine Zunahme des Durchmessers und der Länge (*7, 8*). Dabei kann die Verlängerung der Bauchaorta und der Ilicalarterien ein derartiges Ausmaß erreichen, daß die elongierte Rohrstrecke einknickt.

Solche Knickungen verringern in Ruhe jedoch nicht die periphere Blutzufuhr, da das Lumen insgesamt erweitert ist. Wenn dagegen beim Gehen unter verstärkter Herztätigkeit vermehrt Blut nach peripher gefördert wird, treten Beschwerden ein. Der verstärkte Druckstoß bedingt eine Zunahme der Knickung; sie wird dadurch zum Strömungshindernis und kann schließlich zu hochgradigem intermittierendem Hinken führen.

Die Schlängelung einer elongierten Bauchaortengabel kann bis zum mäanderartigen Verlauf der Ilicalarterien führen. Im Kymogramm (9) zeigen sich pulssynchrone Lageverschiebungen und bei der operativen Freilegung ist zu sehen, wie

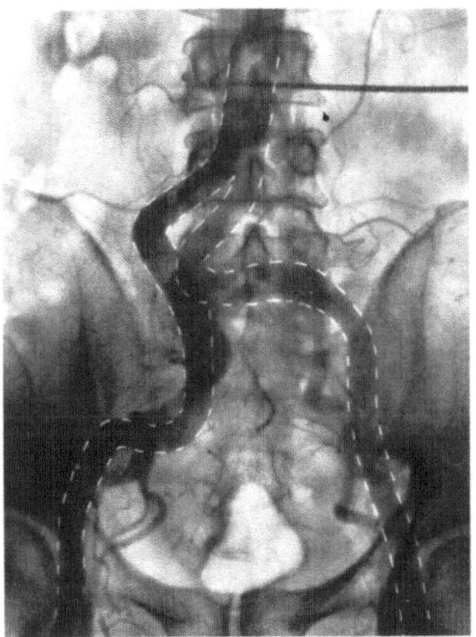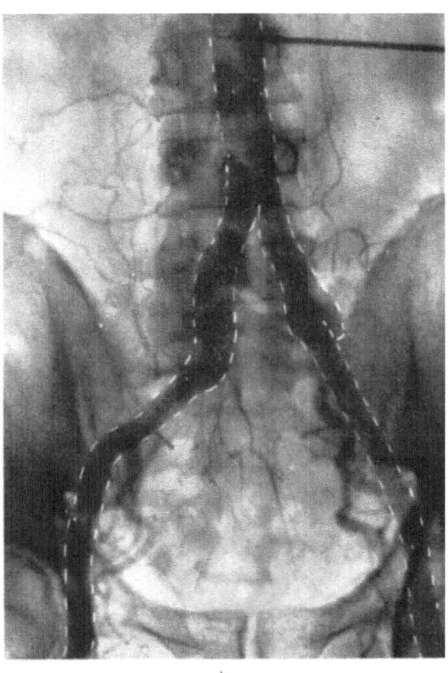

Abb. 7 a u. b. Begradigung einer elongierten A. ilica communis und ext. bei stenosierender Knickung der A. il. com. a präoperativer Zustand links mit poststenotischer Dilatation im Anschluß an den Knickbereich; b die A. ilica com. ist beidseits teilreseziert und End-zu-End anastomosiert; der Abgang der linken A. ilica ext. in das distale Drittel der A. ilica com. transponiert

die gesamte Aortengabel vom Pulsstoß abwärts geschleudert wird und der periphere Anteil des Knickes synchron zum zentralen Schenkel hinkippt. Der pulsierende Druckstoß verfängt sich im zuführenden Schenkel des zu lang gewordenen, durchhängenden Rohrabschnittes und schiebt ihn unter den abführenden Schenkel. Hierdurch wird die Innenkrümmung am Wendepunkt eingestaucht; es entsteht eine funktionelle Stenose. Die operative Korrektur kann auf zwei Wegen erfolgen. Entweder reseziert man den geknickten Bereich und stellt durch End-zu-End-Naht wieder einen normalen Rohrverlauf her; oder man beseitigt die Überlänge der Arterie durch Transposition ihres Abganges nach proximal (Abb. 7). Am Resektionspräparat zeigt sich, daß der stenosierende Knick und die nachfolgende Erweiterung strukturell fixiert sind.

Diese Operation haben wir seit 2 Jahren wiederholt durchgeführt. Der meist betroffene Patient hatte präoperativ eine Gehstrecke von 10—20 m, seit der

Korrektur der beiderseits eingeknickten Ilicalarterien ist er ohne Gehbehinderung. Wohl als Folge gehemmten Druckablaufes in der Bauchaortengabel berichteten einige Patienten mit hochgradigen beiderseitigen Elongationen der Ilicalarterien, daß mit dem Gehschmerz in den Beinen gleichzeitig ein intensives Druckgefühl am Herzen auftrete; Zeichen einer Herzinsuffizienz bestanden dabei nicht.

D. Arterielle Gefäßplastik

Die Korrektur obliterierter Arterienstrecken ermöglicht das formative Verhalten des Blutstroms zu beobachten. In den neu geschaffenen Rohrstrecken bestehen für die Strömung gegenüber dem natürlichen Verlauf gewisse unterschiedliche Bedingungen. So besitzen Kunststoffröhren einen gleichbleibenden Durchmesser im Gegensatz zu der schmäler werdenden Arterie; an den End-zu-Seit Anastomosen besteht eine excentrische Ausbuchtung; durch eine End-zu-End Anastomose können unterschiedliche Gefäßweiten verbunden sein. Der gleichbleibende Querschnitt einer Transplantatstrecke aus Kunststoff macht sich wesentlich nur bei Prothesen zum Ersatz der Bauchaortengabel bemerkbar. Das künstliche Aortenrohr teilt sich hier in zwei Schenkel zu halbem Durchmesser; das bedeutet für die Querschnittsfläche einen plötzlichen Übergang vom Wert eins auf zweimal ein Viertel.

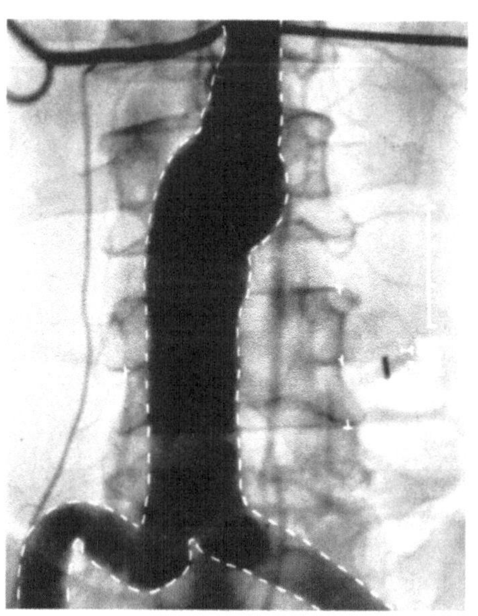
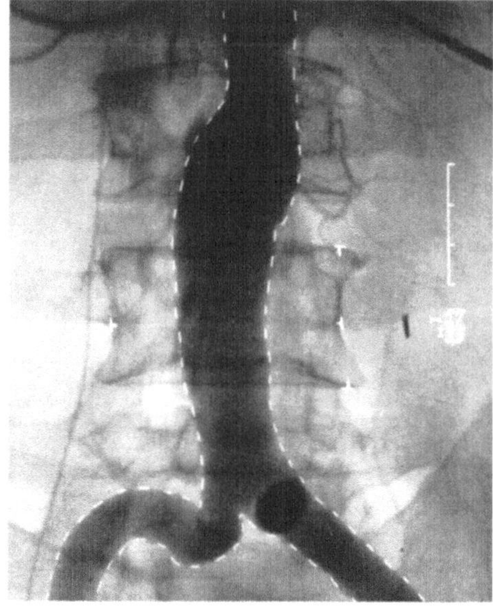

Abb. 8 a u. b. Ersatz einer obliterierten Bauchaortengabel durch ein Kunststofftransplantat (Dacron). Strömungsgünstige Zuformung des Lumens. a) Postoperatives Angiogramm; b) Kontrolle nach 3 ¹/₂ Jahren. Der cylindrische Hohlraum des Aortenteils ist konisch geworden. Der Blutstrom hat sich durch Ablagerung von Fibrin — wie ein Fluß mittels eines Geschiebes — selbsttätig ein strömungsgünstiges Bett gebaut

Wie Kontrollangiogramme zeigen, bleibt dieser cylindrische Querschnitt des künstlichen Aortenteiles nicht bestehen. Nach längerer Zeit verjüngt sich die Lichtung, gleich dem natürlichen Rohr, konisch zur Bifurkation hin (Abb. 8).
Wird diese Zuformung mit den Regeln verglichen, welche in der technischen

Rohrhydraulik und in der Flußhydraulik für das Stromverhalten bei Querschnittsänderungen und Abzweigungen festgelegt sind, so zeigt sich, daß diese Zuformung den gleichen Gesetzmäßigkeiten folgt (*10*). Sie entspricht den Energielinien der Strömung. Fibrin hat sich in den strömungsgestörten Zonen abgelagert.

Die angiographische Verlaufskontrolle von End-zu-Seit Anastomosen läßt einen Umbau der Rohrlichtung erkennen, der gleichfalls den hydraulischen Gegebenheiten entspricht. Dabei ist es ohne Bedeutung, ob die Anastomose zwischen Arterie und einem Kunststoffrohr oder zwischen Arterie und einem Venentransplantat durchgeführt ist. Daraus ergibt sich für die operative Korrektur von gestörten Arterienrohren, daß für die chirurgische Zurichtung der neuen Gefäßstrecke die Beziehungen zur Hydraulik zu berücksichtigen sind.

E. Zusammenfassung

Es werden Beobachtungen bei der operativen Korrektur von gestörten Stammarterien beschrieben. Sie sind unterteilt nach Untersuchungen bei Obliteration, traumatischer a. v. Fistel, Elongation und Spätkontrolle von Gefäßplastiken. Es ergibt sich, daß an der gestörten Stammarterie die physikalischen Bedingungen der Strömung vermehrt hervortreten. Daher sind die Erfahrungen der Rohr- und Flußhydraulik für die operative Korrektur gestörter arterieller Rohrstrecken von Bedeutung.

Literatur

1. FLIEGE, K. D.: Über die Durchgängigkeit und die Collateralen der Unterschenkel- und Fußarterien bei Verschlüssen der Stammarterien des Beines, im Becken und Oberschenkel (Untersuchung an 30 Amputationspräparaten). München, Med. Diss. 1960.
2. MEISNER, J. E.: Über Druckkurven der Stammarterien des Beines proximal obliterierender Prozesse mittels Arterienpunktion registriert. München, Med. Diss. 1959.
3. BEGEMANN, H.: Über intraoperative, direkte arterielle Druckmessungen an den Stammarterien des Beines bei obliterierenden Arteriopathien, Aneurysmen und arteriovenösen Fisteln. München, Med. Diss. 1961.
4. BÄR, G.: Über intraoperative, direkte arterielle Druckmessungen in den Stammarterien des Beckens und der Beine bei obliterierenden Arteriopathien, ferner Druckregistrierung vor und nach Arterienrekonstruktion mittels venösem Patch-graft, sowie bei intraoperativen Lagerungsversuchen. München, Med. Diss. 1962.
5. MORRIS, B. C., W. EDWARDS, D. A. COOLEY, E. S. CRAWFORD and M. E. DE BAKEY: Surgical importance of profunda femoris artery. Arch. Surg. 82, 32 (1961).
6. NEMÉNYI, P.: Wasserbauliche Strömungslehre. Leipzig: Barth 1933.
7. HUECK, W.: Morphologische Pathologie. Leipzig: Thieme 1953.
8. ROESSLE, R., u. F. ROULET: Maß und Zahl in der Pathologie. Berlin-Wien: Springer 1932.
9. SCHLICHT, L.: Über das Kymogramm degenerativer Wandprozesse der Ilicalarterie bei lumbaler Aortographie. Fortschr. Röntgenstr. 88, 682 (1958).
10. — Über Struktur und Funktion des großen Arterienrohres und über Beziehungen zur Hydraulik bei degenerativer Wandstörung und deren operativer Korrektur (Untersuchung an der Bauchaortengabel und der Stammarterie des Beines). Habilit.schrift, München 1963.